中医诊断学国家重点学科、国家精品课程、国家教学团队推荐使用教材

中医诊断临床技能实训

主 编 胡志希 刘燕平

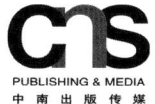

湖南科学技术出版社

·长沙·

《中医诊断临床技能实训》编委会

主　编　　胡志希（湖南中医药大学）
　　　　　　刘燕平（广西中医学院）
副主编　　丁成华（江西中医学院）
　　　　　　董昌武（安徽中医学院）
　　　　　　刘旺华（湖南中医药大学）
　　　　　　孙贵香（湖南中医药大学）
编　委　（按姓氏笔画排序）
　　　　　　王凤仪（甘肃中医学院）
　　　　　　尹香花（首都医科大学附属北京世纪坛医院）
　　　　　　刘文兰（首都医科大学中医学院）
　　　　　　李琳荣（山西中医学院）
　　　　　　何军锋（湖南中医药大学）
　　　　　　余　皓（湖南中医药大学）
　　　　　　张　锁（内蒙古医学院中医学院）
　　　　　　周俊琴（河北医科大学中医学院）
　　　　　　周小青（湖南中医药大学）
　　　　　　郑景辉（广西中医学院）
　　　　　　赵　敏（内蒙古医学院中医学院）
　　　　　　祝美珍（广西中医学院）
　　　　　　贾育新（甘肃中医学院）
　　　　　　袁肇凯（湖南中医药大学）
　　　　　　顾　星（湖南中医药大学）
　　　　　　殷　鑫（陕西中医学院）
　　　　　　唐亚平（广西中医学院）
　　　　　　谢梦洲（湖南中医药大学）
　　　　　　简维雄（湖南中医药大学）
　　　　　　魏　红（辽宁中医药大学）

前 言

如何有效地提高中医药院校学生临床动手能力，是中医高等教育急需解决的重要问题之一。对学生进行中医诊断基本技能培训，一方面可以从实践角度强化学生对基础理论知识的学习，另一方面又可提高学生的学习兴趣，使学生变被动学习为主动学习，变单纯理论传授为理论与临床实践相结合。同时又可进一步规范学生技能操作，有效地预防和改善学生临床动手能力差、中医辨证思维弱化的问题，促进其对中医诊断学课程的全面把握，进而提高实习质量，提高中医临床诊疗水平；还可以缓解高校扩招和临床见习基地紧张导致的医疗资源短缺局面。因此，《中医诊断临床技能实训》编委会成员单位与其他兄弟院校，于2011年在长沙组织召开了全国中医诊断实训教学研讨会，汇集各家之所长，之后编写了本书。目的在于提高学生的学习兴趣和临床技能操作水平，并规范中医诊断临床操作方法。

全书分为8章，第一章至第六章为四诊技能训练，第七章至第八章为辨证、综合技能训练。每一章分别从临床技能实训的方法与注意事项、实训的内容、临床模拟分组、典型案例分析、实训教案、思考题等方面进行撰写。其内容通过以国家重点学科、国家精品课程、国家教学团队为平台的湖南中医药大学中医诊断教研室全体老师和全国中医诊断实训教学研讨会同行专家多次研讨而认真审定的，特别是周小青教授非常重视，亲自审稿；袁肇凯教授悉心指导，认真审阅，在此一并致谢！

本教材是在湖南中医药大学自编教材基础上，经过几年的教学实践，总结各兄弟院校在中医诊断实训教学方面的经验，与兄弟院校的中医诊断学专家联合编写，特别是广西中医学院、江西中医学院、安徽中医学院、甘肃中医学院、内蒙古医学院中医学院、陕西中医学院、河北医科大学中医学院、辽宁中医学院、山西中医学院、首都医科大学中医学院等兄弟院校的同行专家共同研讨，三易其稿。由于本课程尚属尝试阶段，加之编者水平有限，错误之处，望同行及广大读者给予指正为感！

本教材以实用为原则，对于中医临床七年制所有专业，五年制中医专业、中西医结合专业、针推专业都有很好的适用性，能作为"十二五"中医诊断学国家规划教材之配套教材使用。同时本教材自编了配套使用之《中医诊断临床技能模拟训练》之实训报告。

《中医诊断临床技能实训》编委会

2011 年 7 月 12 日

目 录

绪 论 …………………………………………………………………（1）
第一节　临床操作技能训练的意义 ………………………………（2）
第二节　临床操作技能实训教学的要求 …………………………（3）
　　一、中医诊断实训教室的设置 ……………………………………（3）
　　二、实训教学的基本流程 …………………………………………（6）

第一章　问　诊 ………………………………………………………（7）
第一节　问诊的方法和注意事项 …………………………………（7）
　　一、问诊的方法 ……………………………………………………（7）
　　二、问诊的注意事项 ………………………………………………（8）
　　三、问诊易犯的错误 ………………………………………………（9）
第二节　问诊的内容 ………………………………………………（10）
　　一、一般情况 ………………………………………………………（10）
　　二、主诉 ……………………………………………………………（11）
　　三、现病史 …………………………………………………………（11）
　　四、既往史 …………………………………………………………（15）
　　五、个人生活史 ……………………………………………………（15）
　　六、家族史 …………………………………………………………（15）
第三节　问诊临床技能实训 ………………………………………（15）
　　一、问诊范例及录像 ………………………………………………（15）
　　二、主诉辨证案例分析 ……………………………………………（17）
　　三、问诊真实病例（分组技能训练） ……………………………（18）
　　四、问诊标准化病人 ………………………………………………（18）
　　五、问诊思路训练 …………………………………………………（19）
　　六、问诊技能训练记录 ……………………………………………（21）
第四节　典型案例分析 ……………………………………………（22）
第五节　问诊技能训练教案示例 …………………………………（25）
　　附：问诊技能训练思考题 …………………………………………（26）

第二章　望　诊 ………………………………………………………（27）
第一节　望诊的方法和注意事项 …………………………………（28）
　　一、望诊准备 ………………………………………………………（28）
　　二、望诊的方法与技巧 ……………………………………………（28）
　　三、望诊的注意事项 ………………………………………………（29）

第二节　望诊的内容 …………………………………………………… (30)
　　　　一、全身望诊 ………………………………………………………… (30)
　　　　二、局部望诊 ………………………………………………………… (34)
　　　　三、望分泌物、排泄物 ……………………………………………… (35)
　　　　四、望小儿指纹 ……………………………………………………… (35)
　　第三节　望诊技能实训 ………………………………………………… (35)
　　　　一、望诊图片点评 …………………………………………………… (35)
　　　　二、典型图片辨识 …………………………………………………… (35)
　　　　三、分组技能实训 …………………………………………………… (35)
　　　　四、带教老师点评 …………………………………………………… (36)
　　　　五、望诊技能训练记录 ……………………………………………… (36)
　　第四节　典型案例分析 ………………………………………………… (37)
　　第五节　望诊技能训练教案示例 ……………………………………… (38)
　　附：望诊技能训练思考题 ……………………………………………… (39)

□第三章　舌　诊 ………………………………………………………… (40)
　　第一节　舌诊的方法和注意事项 ……………………………………… (40)
　　　　一、舌诊的方法、技巧 ……………………………………………… (40)
　　　　二、舌诊的注意事项 ………………………………………………… (41)
　　第二节　舌诊的内容 …………………………………………………… (43)
　　　　一、望舌质 …………………………………………………………… (43)
　　　　二、望舌苔 …………………………………………………………… (44)
　　　　三、望舌下络脉 ……………………………………………………… (45)
　　第三节　舌诊技能训练 ………………………………………………… (45)
　　　　一、舌诊的方法与注意事项 ………………………………………… (45)
　　　　二、舌诊图片训练 …………………………………………………… (46)
　　　　三、分组技能实训 …………………………………………………… (46)
　　　　四、舌诊思考训练 …………………………………………………… (46)
　　　　五、舌诊技能训练记录 ……………………………………………… (47)
　　第四节　典型案例分析 ………………………………………………… (48)
　　第五节　舌诊技能训练教案示例 ……………………………………… (50)
　　附：舌诊技能训练思考题 ……………………………………………… (51)

□第四章　脉　诊 ………………………………………………………… (52)
　　第一节　脉诊的方法和注意事项 ……………………………………… (52)
　　　　一、脉诊部位 ………………………………………………………… (52)
　　　　二、脉诊方法 ………………………………………………………… (53)
　　　　三、脉诊的注意事项 ………………………………………………… (54)

四、脉诊易犯的错误 …… (54)
　第二节　脉诊内容 …… (55)
　　一、脉象要素 …… (55)
　　二、正常脉象 …… (56)
　　三、常见病脉 …… (56)
　第三节　脉诊技能训练 …… (60)
　　一、脉诊方法训练 …… (60)
　　二、脉象识别训练 …… (60)
　　三、脉象技能训练记录 …… (61)
　第四节　典型案例分析 …… (62)
　　一、以症测脉 …… (62)
　　二、以脉测证 …… (62)
　第五节　脉诊技能训练教案示例 …… (63)
　附：脉诊技能训练思考题 …… (64)

第五章　闻　诊 …… (65)
　第一节　闻诊的方法和注意事项 …… (65)
　　一、闻诊准备 …… (65)
　　二、闻诊的注意事项 …… (66)
　　三、闻诊的操作方法 …… (66)
　第二节　闻诊的内容 …… (67)
　　一、听声音 …… (67)
　　二、嗅气味 …… (68)
　第三节　闻诊技能训练 …… (69)
　　一、闻诊声像训练 …… (69)
　　二、闻诊气味训练 …… (69)
　　三、闻诊训练记录 …… (69)
　第四节　典型案例分析 …… (70)
　第五节　闻诊技能训练教案示例 …… (71)
　附：闻诊技能训练思考题 …… (72)

第六章　按　诊 …… (73)
　第一节　按诊的体位、手法与注意事项 …… (73)
　　一、病人的体位 …… (73)
　　二、按诊的手法 …… (73)
　　三、按诊的注意事项 …… (74)
　第二节　按诊的内容 …… (75)
　　一、按胸胁 …… (75)

二、按脘腹 …………………………………………………………………（76）
　　三、按肌肤 …………………………………………………………………（76）
　　四、按手足 …………………………………………………………………（77）
　　五、按腧穴 …………………………………………………………………（77）
 第三节　按诊技能实训 ………………………………………………………（77）
　　一、按诊范例（录像）……………………………………………………（77）
　　二、带教老师按诊示范 ……………………………………………………（78）
　　三、分组技能实训 …………………………………………………………（78）
　　四、按诊技能训练记录 ……………………………………………………（78）
 第四节　典型案例分析 ………………………………………………………（79）
 第五节　按诊技能训练教案示例 ……………………………………………（80）
 附：按诊技能训练思考题 ……………………………………………………（81）

第七章　辨证训练 …………………………………………………………（82）
 第一节　中医辨证的基本内容 ………………………………………………（82）
　　一、辨证的基本过程 ………………………………………………………（82）
　　二、辨证的基本内容 ………………………………………………………（83）
　　三、辨证的基本要求 ………………………………………………………（85）
　　四、辨证诸法的综合运用 …………………………………………………（86）
 第二节　中医辨证的思维方法 ………………………………………………（87）
　　一、辨证的主要思维方法 …………………………………………………（87）
　　二、辨证的思维线索 ………………………………………………………（89）
　　三、辨证思维的注意事项 …………………………………………………（90）
 第三节　中医辨证案例分析 …………………………………………………（90）
 第四节　中医辨证技能训练 …………………………………………………（96）
　　一、训练目的要求 …………………………………………………………（96）
　　二、教学内容提要 …………………………………………………………（96）
　　三、教学组织设计 …………………………………………………………（96）
　　四、辨证技能训练记录 ……………………………………………………（97）
 第五节　中医辨证训练教案示例 ……………………………………………（98）
 附：辨证技能训练思考题 ……………………………………………………（99）

第八章　中医诊断综合训练 ………………………………………………（101）
 第一节　四诊要点提示 ………………………………………………………（101）
　　一、四诊的要点提示 ………………………………………………………（101）
　　二、综合运用四诊收集资料 ………………………………………………（102）
 第二节　重视四诊合参，全面分析四诊资料 ………………………………（104）
　　一、局部四诊合参 …………………………………………………………（104）

二、全身四诊合参 ……………………………………………………… (108)
第三节　辨证信息综合分析 …………………………………………………… (112)
　　一、病情信息概述 ……………………………………………………… (112)
　　二、辨证信息的综合分析 ……………………………………………… (115)
　　三、辨证方法的综合运用 ……………………………………………… (118)
　　四、辨证操作规范与注意事项 ………………………………………… (119)
第四节　中医诊断综合技能实训 ……………………………………………… (125)
　　一、综合技能实训范例 ………………………………………………… (125)
　　二、分组综合技能实训 ………………………………………………… (126)
　　三、综合技能实训点评 ………………………………………………… (127)
　　四、综合技能实训记录 ………………………………………………… (127)
第五节　典型案例分析 ………………………………………………………… (129)
第六节　综合技能训练教案示例 ……………………………………………… (132)
附：综合技能训练思考题 ……………………………………………………… (133)

□ **参考文献** ………………………………………………………………………… (134)

绪　　论

中医诊断学是根据中医学理论，研究诊察病情、判断病种、辨别证候的基础理论、基本知识和基本技能相结合的一门学科。是基础理论与临床各科之间的桥梁课，是中医学专业课程体系中的主干课程，也是一门临床操作性很强的课程。其对于学生提高中医临床技能操作水平，强化中医临床辨证思维和实践动手能力的培养，具有非常重要的意义。

自20世纪80年代以来，从事中医诊断学课程教学的行家们，一直在努力探索中医诊断教学更好地与临床实践相结合的问题。如湖南中医药大学郭振球教授开创了微观辨证学，使宏观的、定性的直观教学向微观的、定量的实验教学过渡，经验的、功能的现象描述向阐述机制方向过渡，对科研思维具有开拓启迪作用。至20世纪90年代，袁肇凯教授研制了BC-4型定量式光电血流容积仪，用于检测面色、脉象、舌象、甲诊的有关指标，从而系统开创了中医诊断学实验教学，并取得一系列教学成果，对本科生和研究生的实验教学表明：该研究能开拓学生科研思维、提高其实验技能、加深学生对诊法和辨证知识的理解。至21世纪初，朱文锋教授成功研制文锋-Ⅲ中医（辅助）诊疗系统，其以证素为核心，通过对临床信息的辨识从而确定病位、病性两个证素，将数学模型和"人机对话"技术应用到中医辨证思维和诊疗技能训练中，学生只要按照中医临床辨证的诊疗思路和方法，准确输入病情，就能将计算机辨证结果与自己的辨证结果进行分析对照，从中认识辨证的准确性，为中医临床打下坚实的基础。

这些研究都从不同角度对中医诊断学实践教学进行了有益的探索和尝试，或从微观辨证角度，或从血流容积技术，或从计算机诊疗操作软件，为中医诊断学的教学与科研、临床打下了基础。但这些研究对望、闻、问、切四诊的临床技能训练和规范操作的支持仍有所不足，缺乏模拟中医望、闻、问、切四诊临床环境，缺乏标准化病人库的建设，更没有系统的中医诊断学实训教学模式。因此，无法全面完成中医诊断学的技能操作的教学任务，无法适应当前培养高水平的合格的中医临床人才的需要。即使最近几年，不少学校投资建设模拟教学医院，这对缓解因高校扩招导致的临床见习基地紧张具有显著作用，但模拟教学医院只是模拟西医的临床环境，并没有模拟中医望、闻、问、切四诊环境，只是在学生之间对正常人进行技能操作，而无标准化病人作为中医技能操作对象，这明显制约了中医学生的技能培养水平，或导致部分诊断技术的走样或西化，增加了中医临床误诊的概率，影响了中医诊断技能的传承，阻碍了中医诊断学的发展。

2009年李灿东教授主编了《中医诊断临床模拟训练》一书，并在学生中开展了中医诊断临床模拟教学，为国内系统全面开展中医诊断实训教学做出了有益的探索和尝试。2010年陆小左教授主编了《中医诊断实训》，在内容、体例等方面都有独到之处。但在全国各兄弟院校中医诊断实训教学参差不齐，临床模拟设备条件不一、起步时间不一、课时不一，更有图片资料、视屏材料、实训课件、典型案例不一，各有特色。湖南中医药大学借鉴福建中医学院和天津中医学院的经验，在学生中系统全面开展了中医诊断模拟实训教学近3年，掌握了教学中的一些规律和不足，在国家精品课程的基础上，进行教学改革研究，取得了不少经验，学生反映很好，当然也存在一些问题，并在教学实践中发现问题和解决问题。为了进一步完善这一课程的内容，湖南中医药大学特联合广西、江西、安徽、甘肃、内蒙、陕西、河北、辽宁、山西、北京等兄弟院校的同行专家，经过研讨，尝试编写《中医诊断临床技能实训》一书。

中医诊断学是一门与临床密切相关的重要的基础课，其特点是实践性强，技能要求高，其中含有大量需要动手训练才能掌握的临床实用技能，这些技能掌握的程度如何，直接关系到中医人才的培养质量，因此，仅凭课堂上基本理论的学习是远远不够的，很多学生学习中医诊断学后考试成绩不错，但进入临床后连简单的脉象、舌象都难以分辨，在经过5年漫长的学习和实习后，仍有一些刚毕业的学生面对错综复杂的临床情况无所适从，问诊主次不分、条理不清，查体丢三落四、手忙脚乱，诊疗思路凌乱模糊，辨证、治法、方剂、药物缺乏一致性和针对性，严重影响了中医临床疗效。学生学完后就有"心中了了，指下难明"、"只可意会，不可言传"之感。如果不能采取一定措施帮助学生在大学阶段尽快掌握必备的中医诊察技能，当他们毕业走上工作岗位后，都要经过较长时间的摸索，才有可能逐步成熟而独立胜任工作，这不仅在客观上延后了毕业生成才的时间，也难以满足医疗机构对中医人才的期望。开设中医诊断实训课程的目的就在于解决临床实习中存在的这些缺陷，提高学生的动手能力，补充课堂教学的不足，进而提高实习质量，提高中医院校学生诊疗水平。

第一节　临床操作技能训练的意义

学好用好中医诊断学知识与技能是成为一名合格中医人才的必备条件，如何有效提高中医药院校学生临床动手能力，是中医高等教育急需解决的课题。中医诊断临床技能实训课程的开设，一方面可以从实践角度强化学生对基础理论知识的学习，提高学生的学习兴趣，提高学生诊断基本技能，有效地预防和改善学生动手能力弱、临床能力低、中医辨证思维弱化的问题，促进其对中医诊断学课程的全面把握；另一方面又可解决临床实习中存在的某些缺陷，补充课堂教学与临床实践脱节的不足，进而提高实习质量，提高中医人才诊疗水平；同时还可缓解高校扩招和临床见习基地紧张导致的医疗资源短缺局面。

1. 变被动学习为主动学习　传统的课堂教学方法只是对概念进行强记，缺乏感性的认识，缺乏深刻的理解，更缺少对整个理论体系的构建和实践的运用，易使学生在学习过程中产生厌烦情绪。中医诊断实训的实践教学模式具有被动学习与主动学习相结合的特点，学生在复杂的临床实训环境中，不仅能够对所学理论知识进行强化记忆，还可以对各部分所学内容重新加以整合、具体应用。在此教学过程中，学生的协作、讨论也更有利于学生对原有的理论知识结构加以巩固。

2. 变理论传授为临床实践　中医诊断学实践教学能进一步提高学生掌握理论、锻炼思维、提高技能，解决具体临床问题的能力，较之于传统的课堂理论教学更贴近临床。该教学模式也突破了临床见习中只观看而不动手的境况，弥补单纯理论教学和见习教学的不足，更适应现代中医教育的要求。

3. 规范学生技能操作　中医诊断学实践教学能较好地避免部分临床医生在中医带教方面的不规范。通过带教老师的规范教学和不断的实训强化，保证学生正确掌握中医临床技能与操作，为将来从事临床工作打下坚实的基础。

第二节 临床操作技能实训教学的要求

一、中医诊断实训教室的设置

（一）建立模拟中医四诊、辨证环境

包括规范的硬件设施和软件材料。

1. 中医望诊模拟 从环境设施、典型图片、视屏材料、望诊教案、望诊模型、分泌物及排泄物模型等方面，建立规范的标准的中医望诊模拟训练系统。

2. 中医舌诊模拟 从环境设施、光线要求、舌象教具（含舌色、舌形、舌态、苔质、苔色等）、舌诊教案、典型图片、视屏材料等方面，建立规范的标准的中医舌诊模拟室。

3. 中医问诊模拟 从问诊教案、环境设施、问诊程序、问诊记录、典型案例、视屏材料等方面，建立规范的标准的中医问诊模拟室。

4. 中医闻诊模拟 从闻诊教案、环境设施、典型声音、典型气味辨识、分泌物及排泄物气味模型等方面，研究规范的标准的中医闻诊模拟室。

5. 中医脉诊模拟 从脉诊教案、环境设施、切脉体位、切脉指法、脉诊教具、脉象模型、隔帘切脉、脉枕准备、典型案例、计算机脉象仪等方面，建立规范的标准的中医脉诊模拟室。

6. 中医按诊模拟 从按诊教案、环境设施、按诊模型、按诊体位、按诊床、典型视屏、案例分析等方面，建立规范的标准的中医按诊模拟室。

7. 中医辨证模拟 从辨证教案、环境设施、典型案例、资料记录、计算机辨证软件等方面，建立规范的标准的中医辨证模拟室。

在实训教学过程中，模拟情景要接近于临床真实，尽量展现临床上可能见到的不同类型的病人。带教老师在标准化病人库中选出标准化病人，学生担任医生，由组长负责病情资料的采集，其他同学补问，一名同学负责记录，并整理病情资料，病史采集完成后，互相讨论，带教老师也是实训教学监控者和指导者；学生讨论整理后，带教老师给予适当点评纠错。

（二）建立标准化病人库

标准化病人（standardized patient，简称 SP）也称模拟病人，是指经过一定培训的正常人或病人，同时充当某种疾病的模拟病人，能准确表现病人临床症状、体征和（或）病史，营造出真实的临床场景，用于辅助学生临床学习和训练。

1. 招聘标准化病人 要求申请者具有大专以上学历，年龄在 25~65 岁（女 60 岁）之间。教师、退休职工、慢性疾病者、医生优先考虑。

2. 培训标准化病人 受聘后要经过 4 周共 24 个学时的培训。前 2 周主要进行中医诊断学基本知识的培训，要求熟悉常规问诊和查体的步骤和手法，发放中医诊断学教材和光盘让他们回家复习，通过带教老师示教以及 SP 互相检查体会接受体检时的感觉。后 2 周分组在各病种的老师带领下进行所扮演疾病的主要临床特点的学习，最后通过考核，合格者发放标准化病人证书。

3. 标准化病人教学过程 老师根据教学目的选用不同的 SP 开展教学。如进行中医四诊或辨证的实践性教学，则可以是健康人 SP、学生自扮 SP，也可以是带教老师 SP，关键是特征要突出，表现要逼真，让学生接受较为真实的训练。如进行临床病证分析，由于不是所有的 SP 都有该疾病的体验，因此最好在实习医生或临床医生中选择。

(1) 中医问诊 SP 教学

1) 实施过程：由带教老师统一确定病例，并建立模拟临床环境，学生分组对 SP 进行问诊练习，使学生克服首次面对病人的羞涩、紧张与不安，并树立信心。在此过程中，鼓励学生逐步实现由学生到医生的角色转换。通过 SP 的评估和反馈指导，反复训练使学生逐步掌握中医问诊的内容与技巧，重视交流技能的培养，注重学生人文关爱的培养。

2) 计分评估：包括问诊内容评分和问诊技巧评分。

问诊内容——按照中医诊断学问诊的内容进行。

问诊技巧——包括资料收集技巧和医患交流的技巧。要求提问有条理、有系统，时间安排得当，不出现诱导性、诘难性和连续性提问；交流中要避免使用医学术语，言语得体，举止大方，态度和蔼，耐心倾听，尊重病人，能够建立良好的医患关系。

(2) 中医望、闻、切诊 SP 教学

1) 实施过程：学生可以在 SP 身上反复练习，经过训练的 SP 鼓励学生操作，并对学生做出正确的评价，逐一指出其错误，配合带教老师完成望诊、舌诊、闻诊、脉诊和按诊等任务。

2) 计分评估：包括望、闻、切诊内容评分和望、闻、切诊技巧评分。

望闻切诊内容——根据 SP 的病情特点，按中医诊断学望、闻、切诊的内容进行。

望闻切诊技巧——在体检教学中，SP 接受学生全身体格检查，要求被动顺从，不厌其烦，不可给予任何暗示，要求学生严格按规定操作；SP 对学生做出正确的评价或逐一指出错误，指导学生完成操作任务；学生体检训练中，要求重视人文关怀（如体检前洗手、暖手），体检中关心体谅病人等。

(3) 疾病辨证 SP 教学

1) 实施过程：临床专家、带教老师根据教学需要，选择较典型的 SP；学生分组进行，对所提供的 SP 进行症状、体征收集训练，展现 SP 的临床特征和个性特点；按照病历书写要求，整理归纳病情资料；运用八纲辨证、气血津液辨证和脏腑辨证方法，完成对病人的辨证过程，提出证名。

2) 计分评估：

资料评分：由 SP 和带教老师共同对学生整理归纳的病情资料的准确性、完整性、专业性进行评估记分。因此，也要求 SP 的扮演必须逼真可信，以便学生进行临床诊断和鉴别诊断。

技巧评分：由 SP 和带教老师共同对学生资料采集的操作过程、临床辨证的熟练程度进行评估；同时对学生在操作过程中所体现的处理医患关系的能力、职业态度和行为进行评估。

(4) 应用 SP 考试考核

1) 学生操作：在带教老师的统一安排下，学生独立完成 2 项操作。20 分钟内完成对 SP 的问诊和望闻切诊；10 分钟内写出 1 份相关的病史小结并作出临床辨证。

2) 考核评估：

回忆记录：诊断结束后 SP 通过对学生诊断过程的回忆，并根据为 SP 所特设的相应列表记录下学生的完成情况。

评判计分：带教老师和 SP 根据已制定"评分细目表"对学生的操作评判进行计分。

3）反馈评价：

带教老师的评价：用于专业带教老师对学生的考评，并且通过比较 SP 对学生的考评情况，可以更有针对性指导 SP，使其对学生的指导更加规范。

学生的评价：学生反馈性的评价 SP 及相关的问卷调查，以提高 SP 的扮演水平及教学质量，起到教学相长的作用。

4. 标准化病人教学的注意事项

（1）SP 角色扮演"度"的问题：尽管强调 SP 逼真的表演，但首先 SP 的表演要相似于临床病例，切不可主观臆造，要严格遵守培训剧本，在考试过程中不宜多次使用相同的 SP，应经常变换，防止 SP 疲劳，导致准确性下降。

（2）注意培养 SP 良好的应变能力：由于医学生能力水平不一致，在问诊时可能缺乏条理性或与提出所设计病例无关的问题，这就需要 SP 在忠于原病例的基础上能够机智灵活地回答提问。要求 SP 对病例有深入的了解和掌握，可以应对各种场合。

（3）连续工作时间对 SP 的影响：在客观结构化临床考核（OSCE）中可能每个 SP 要接受几十人的问诊与体格检查，难免会造成 SP 的疲劳与厌倦，没有耐心保持原来精神饱满状态，从而影响其对学生的评价，除了要求其有良好的职业态度、尽职尽责外，还要考虑 SP 连续工作的时间问题，建议尽量不安排 SP 的全天连续工作。

（4）避免主动提供信息给学生，防止专业化：虽然挑选的是非医学专业的 SP，但随着对医学知识的学习和对病例的深入了解，SP 容易向学生提供信息从而提示了学生，降低了考核的难度。另外，经过反复的训练，SP 会出现一定的专业化，在回答提问时出现医学术语，或不由自主地诱导学生使考试难度降低。所以应该对 SP 进行个体化的训练，加强其角色意识，避免专业化。

（5）评估和反馈问题：SP 考核标准目前缺乏统一参照标准，导致医学生对反馈结果了解不够，对自身存在问题缺乏身体力行的感受。因此，应着重考虑 SP 评估表格化，从而进一步量化，使每一项目都有具体的评分依据与标准；考核结束后，SP 要给出考生正确、公平的规范反馈，使学生意识到扣分点，知其不足加以改正。

（6）SP 介入考试结果存在的误差及解决措施：SP 介入的考试中会出现各种不同来源的误差，比如考试内容或所选病例中存在的误差、评分中的不一致性所造成的误差，使考生的分数受到不同程度的影响。通过改进或删除病例、修正某些程序可有效避免存在的误差，必要时应对 SP 的测评进行合理修正。

（三）多媒体实训教学课件

根据实践教学内容和教学需要，制作中医诊断学实训教学多媒体课件。从基本内容、方法与技巧、分组训练、典型案例等方面规范制作。通过典型图片库、典型视屏库筛选制作系列实训教学多媒体。

（四）教材、教案、大纲、图片材料等教学文件

根据中医诊断学四诊、辨证和临床综合运用三部分操作技能训练，设计实训教案、实训大纲、精选典型案例、建立典型图片库和典型视屏库。配套中医诊断实训教材、设计实训记录、实训指导等。

二、实训教学的基本流程

以问诊实训模拟教学为例，说明实训教学课堂组织与流程。

（一）多媒体集中示教

1. 问诊的方法与注意事项

（1）问诊的方法：以开放式问诊为主，辅以封闭式问诊；反复训练抓主诉，围绕主诉系统询问，围绕主诉询问伴随症状，围绕主诉边问边辨。让学生全面了解疾病信息及对健康影响的信息。

（2）问诊的注意事项：包括语气和心态、准确与规范、全面与详尽、易犯的错误及原因。

2. 问诊的内容

（1）重点强调主诉、现病史。

（2）参考"十问歌"内容。

3. 问诊的思路

（1）抓准主诉，系统询问。

（2）继问现在症状、现病史。

4. 问诊临床资料采集及规范书写。

（二）分组训练

学生按10～15人为1组进行分组，在带教老师指导下进行以下模拟训练，锻炼问诊的技能与技巧、病史采集能力与规范记录的能力。

1. 问诊真实病例　选择2～3名具有"咽痛"、"咳嗽"或"胃痛"等症状的学生自愿者为对象，分入各小组中现场由1人或多人进行问诊训练，其他人记录问诊所得资料和问诊医生的资料不全与遗漏内容，于其问诊结束后补充询问，逐步实现问诊的全面与规范。

2. 问诊标准化病人　标准化病人由经受统一培训的、具有标准化病人证书的人担任，由1人负责病情资料的采集，其他同学补充，1名同学负责记录，并整理病情资料。

3. 集中讨论与带教老师点评　根据问题，组织学生讨论，在充分发挥学生自主能动性的基础上引导其解决问题，总结问诊方法中存在的问题，纠正病史采集、病历书写中常见的错误。

（三）带教老师点评纠错和总结

1. 问诊案例训练与讨论。

2. 问诊实训报告的要求。

第一章 问　　诊

问诊是医生通过对病人或陪诊者进行有目的地询问，以了解病情的方法。在四诊中占有重要的地位。因为疾病的很多情况，如疾病发生、发展、变化的过程及治疗经过，病人的自觉症状、既往病史、生活史和家族史等，只有通过问诊才能获得。上述与疾病有关的资料，是医生分析病情、进行辨证的可靠依据。尤其是某些疾病早期，病人尚未出现客观体征，仅有自觉症状时，只有通过问诊，医生才能抓住疾病的线索，做出诊断。此外，问诊还可以为其他诊法提供一个大体查病的范围，并通过问诊了解病人的思想状况，以便及时进行开导，也有助于疾病的诊断和治疗。所以，问诊是医生诊察疾病的重要方法之一。诚如《素问·征四失论》所说："诊病不问其始，忧患饮食之失节，起居之过度，或伤于毒，不先言此，卒持寸口，何病能中。"这就是说，在诊察疾病时，应首先询问疾病的开始情况、致病原因等，若不询问明白，仓促诊脉，是难以做出正确诊断的。明代张景岳以问诊为"诊病之要领，临证之首务"。清代医家赵晴初在《存存斋医话稿续集》中也曾说："脉居四诊之末，望、闻、问贵焉。其中一问字，尤为辨证之要。"充分说明问诊在诊察疾病中的重要作用。

问诊的过程也是一个医患交往和沟通、建立积极的医患关系、开展医患合作的过程。问诊获取疾病的资料在四诊中占比重最大，内容也较全，所以在临床诊断中具有重要的地位。

第一节　问诊的方法和注意事项

问诊是医生与病人沟通的重要方式，医生通过问诊可以了解病人的病情，而病人也可以通过医生的问诊了解到医生的性格、态度、工作能力。有经验的医生和初涉临床的医生问诊获得的信息与问诊时病人的具体情况可能不同。因此，要注意问诊的方式、方法和各项要求。

一、问诊的方法

在问诊的时候，医生既要全面问诊，尽可能客观、详细地获得病人病情资料并做好记录，又要懂得分析判断病人所提供的各种信息，初步概括出当前病情的主要矛盾可能有哪些，进而结合其他诊察手段进行逐步核实、排除。问诊的方法有以下几点：

1. 确定主诉，系统询问　主诉是病人感受最主要的痛苦或最明显的症状或体征，也就是本次就诊的重要原因以及患病到就诊的时间。医生问诊要注意倾听病人的主诉，然后有目的地进行深入、细致地询问。如了解到病人以"头痛"为主要症状时，应进一步询问其头痛的部位、性质、程度、时间以及其他伴随症状等。同时，也要兼顾到如头痛与睡眠、工作、精神情绪、五官疾病等情况，以免遗漏病情。又如主诉为"发热"者，则要追问是否恶寒、有无出汗、渴或不渴、发热时间和热型等，进而有利于证候分析与诊断。

记录主诉要简明,如:"活动后心悸气短2年,下肢水肿2周。"通常不把病名或诊断检查结果作为主诉,如:"患心脏病2年"或"患糖尿病1年"。若病人就诊时无自觉症状,仅仅是现代医学体检、化验或仪器检查发现异常时可以例外。当有下列两种特殊情况时,可用以下方式记录:①如病情没有连续性时,可记录"20年前发现心脏杂音,2周来气短、浮肿"。②如当前无症状,诊断和入院目的又十分明确时,可记录"发现胆囊结石2个月,入院接受手术治疗"。

主诉是医生对病人就诊或入院前病情的高度概括和描述,要求医生对病人发病过程必须全面了解,并且用最简捷的文字进行科学提炼和归纳。思维逻辑性强、符合病情实际、内容准确完整。因此,主诉从一个侧面程度不同地反映了医生的思想、专业技能水平和综合分析判断能力、鉴别诊断能力与文字写作能力。例如,以"胆囊结石症急性发作2小时"为主诉的病人,实际上有"右上腹绞痛伴呕吐2小时"的病史。书写病历入院记录的医生对主诉的内涵不明确,就不能按要求采集病史,缺乏主动性,可能只会采集到部分病史,或者只是根据病人自然陈述,想当然地进行归纳,结果往往容易造成病情遗漏,甚至漏诊或误诊。

如病人诉1周来头昏乏力、胃脘痞满、纳食减少,进一步追问得知1周来每日解黑色大便1~2次,望诊面黄舌淡,考虑病人首诉诸症为"便血"所致,主症应以解黑便为主,主诉可归纳为"大便色黑伴头昏、纳差1周"。再如:病人因纳呆、腹胀、恶心5天求治,进一步询问可知,病人同时有小便深黄,望诊身黄、目黄,家属证实病人病后肌肤渐黄,虽然病人并非因身黄、目黄、小便黄为主要症状而就诊,但其特异性比病人首诉诸症要强,当视为主症,主诉可归纳为"身黄、目黄伴纳呆、腹胀、恶心5天"。可见主诉不单纯是对病人感觉最痛苦的主要症状的简单记录,而应是临床医生结合临床思维后的总结概括。

2.围绕主诉,询问现病史 "现病史"中的现病是病史中的主体部分,是围绕主诉,详细记录从起病到就诊时疾病的发生、发展及其变化的经过和诊疗情况。界定"现病史"中的现病,首先要确定好主诉的内容及其时间,注意与既往史鉴别,既往史是指病人过去健康与疾病的情况,两者的时间界定主要是根据主诉所定病症及其所记时间为准,即主诉所述病症及其时间之内者属"现病史"中的现病内容,主诉所述病症及其所定时间以外的其他疾病则属既往史的内容。

如:某病人经常头晕、血压高已有5年,今晨突然仆倒,神志不清、喉间痰鸣。若以昏仆、喉间痰鸣3小时为主诉,则头晕、血压高等病情,应属既往史内容,若以经常头晕、血压高5年,昏仆3小时为主诉,则现病史应记载该病5年来发生、发展及演变经过。

3.围绕主诉,边问边辨 问诊应以主诉为中心展开,医生在问诊时,除了可按照一定的顺序进行询问之外,还应当充分发挥自己的主观能动性,以辨证思维指导问诊。例如,病人出现怕冷的症状时,往往提示病人可能是恶寒、畏寒、恶风等情况中的某一种,而恶寒与恶风多为新病、畏寒多为久病,恶风多有汗出,恶寒常不因环境条件改变而减轻,畏寒常因环境暖和而缓解。通过进一步的询问病人症状特点和兼症,无疑能为辨证提供强有力的支持。因此,在询问的同时,医生要注意分析所获得的病情相关资料,根据病人出现的症状体征,和未出现的症状体征进行鉴别、排除,做到边问边辨,边辨边问。

二、问诊的注意事项

1.语气亲和 在问诊中,融洽而有效的沟通是确保问诊效果的重要条件,沟通的双方是平等的。因此，医生要注意调整自己的心态，致力于医患合作，以达到消除或减轻病人病痛的目的。

在积极运用专业知识了解病人病情的同时，医生还要注意自己对病人的亲和力，视情况进行一些问诊前的交流，使用拉家常的语气，语言口语化，避免审问式的询问；在语气、态度方面做到和蔼、认真，问诊时要细心、耐心；在病人讲述的时候注意倾听，注意病人的感受和心理状态变化，把握好问诊的方向，以免离题太远；注意要帮助病人提高战胜疾病、克服困难的信心，避免给病人带来不良刺激。

例如，在门诊工作时，有时病人会很多。所以，医生要注意病人的感受，保护病人的权利，尤其在问及病人隐私的时候，要注意为病人创造适宜的环境，尤其是不要当面嬉笑或议论病人生理缺陷或隐私。

2. 术语规范　在问诊的时候，医生要注意工作的准确性和高效性，问诊首先要抓住重点与核心——主诉，而后根据主诉了解其各种兼症、可能的病因，以及治疗经过、病情变化经过、既往病史。既要避免使用让病人难以理解的专业术语，注意使用简单、明了，病人易于理解与接受的口语化语言，力求病人能够准确回答，又要充分明白病人表达的意思，并进行核实。经确认后，用规范的专业术语，准确记录下来，为进一步的检查以及辨证、辨病、鉴别诊断提供相关资料和依据。因此，"术语—口语"之间的转换是否准确，"口语—术语"之间的转换是否规范，是能否实现有效沟通、准确获得病人病情资料的重要保障。例如："里急后重"大多数病人不理解是什么意思，医生需要向病人解释，而当病人描述"拉完还想拉，肛门坠坠的、沉沉的"时，医生记录时要转化成"里急后重"。

3. 内容详尽　问诊资料的全面与详尽对正确诊断有着很重要的意义。因此，医生要对问诊的各部分内容进行全面的询问，尤其对辨病、辨证以及鉴别诊断能够提供有效帮助的内容更需要深入、详尽地询问。对于新入院的病人，问诊内容要更为全面、详尽，在记录方面的要求也更多。因此，尽管问诊的内容较为繁杂，但医生必须熟悉问诊的大致程序，询问时做到心中有数，避免遗漏。此外，对于危重病人，应扼要询问其现病史、既往史，不强求面面俱到，以免延误抢救时机，详细地全面问诊可待病情缓解后进行。

三、问诊易犯的错误

初涉临床的医生常常在问诊的时候会出现头绪混乱、丢三落四的情况，会对自己熟悉的方面询问得详细、深入，对自己不熟悉的方面则避而不谈，有时还会出现词不达意、言语唐突等情况，具体可表现为以下几点：

1. 资料不全　问诊时出现项目遗漏、资料不全，无法顺利完成"入院记录"的规范书写，需要反复找病人询问、核实。

2. 主观臆断　问诊时考虑不全面，对自己熟悉的病证询问详细，诊断意向不断向这些病证靠拢，忽视其他情况，形成主观臆断，出现医生擅长看什么病、病人就是什么病的失误。

3. 问诊时不重视阴性症状　忽视阴性症状，同样造成了诊断资料不全，导致误诊、漏诊。如病人腰不痛、口不渴、不喜冷饮、无口臭及口苦的症状，可能提示病人肾虚不明显，无热象或热象不明显等。这一点对于鉴别诊断尤其具有重要的参考意义。

4. 问诊时不注意深入核实　根据病人陈述随手记录。临床上不乏此类案例，如：医生问："大便怎么样，成形不成形？"病人回答："不成形"，而继续问"大便呈什么样"时，病人答："一粒一粒的。"而医生在听到"不成形"后，未经细究，随手写下"便溏"、"大便稀"的字样，就可能导致误诊。

问诊中出现问题，究其原因，除了紧张之外，往往是医生专业素质不过硬所致，对问诊的各部分具体内容不熟悉，面对病人感觉茫然，不知该从何问起、该问什么、如何询问；问诊方式不合适；对类似症状和类似病证的鉴别不熟悉；对辨证的基本方法未掌握、问诊思路不清晰、不懂得在辨证思维的指导下进行问诊等。

第二节　问诊的内容

通常问诊都需要按照一般情况、主诉、现病史、既往史、个人生活史、家族史这样的顺序进行询问，并一一记录。

一、一般情况

一般情况通常是问诊的第一项内容，包括：病人姓名、性别、年龄、籍贯、婚否、民族、职业、工作单位、家庭住址、电话等。这些问题看似简单，但对临床诊断却有着重要意义。例如，有些疾病男、女发病率不同，有些病只见于女性；不同年龄段的病人发病倾向不同，小儿外感病常表现出容易发病、传变迅速、易康复的特点，而老年人往往正气不足，其病多虚，恢复较慢；某些职业、工种可能引发职业病；不同地域和民族与地方性疾病或遗传病有关；而结婚与否对了解与生殖相关的情况十分重要。住址、通讯类的资料对于做好随访工作也是必不可少的。

询问这些问题不仅有利于医生了解病人大体情况，有时还能获得一些对诊断十分有意义的资料。

门诊病人在初次就诊时往往需要购买一份门诊病历本，并在病历本封面上就姓名、性别、年龄、婚否、对何种药物过敏、职业、工作单位、家庭住址、联系方式等各项内容进行填写。除了一些对相关疾病诊断比较重要的信息或一些比较特殊的病人外，门诊医生通常只抓住主要信息询问病人的一般情况，如年龄、婚否、药物过敏史、职业等。

在病房中，医生需要就一般情况的各项内容对新入院的病人进行逐一的询问、了解，并在病历的首页中真实地记录下来，不可出现遗漏、杜撰。病人刚进入病房的时候，由于不熟悉病房情况和各项医务工作流程，或出于对自身病情的担忧，尤其在问诊医生和接诊医生不是同一个人、或参与人数较多、问一般情况又大量涉及个人信息时，病人往往容易产生紧张、怀疑等心理。因此，医生在询问前应主动自我介绍，通过简单的自我介绍，说明自己的身份和目的，从而获得病人积极配合，避免产生误会。

此外，医生在进行询问时要注意病人的感受，注意询问语气和方式，可以用聊家常的形式获得所需资料，做到关心、细心、耐心，减缓病人的精神压力，从而实现"问者不觉烦，病者不觉厌"。如果是两个医生（实习医生）一起询问病人，还应注意医生间的互补与配合，避免出现遗漏或两个医生重复询问同一问题。

二、主诉

（一）主诉的询问与确立

主诉是病人在就诊时最明显或最感痛苦的症状、体征及其持续时间，是疾病主要矛盾的体现，也是认识和分析疾病的重要根据。其中，症状是指病人主观感受到的痛苦和不适，如头晕、口苦等；体征则是指疾病在病人身上客观表现出来的征象，是医生可检查发现的，如舌红苔黄、脉数等。中医学把症状和体征合称"症"，所以主诉又称为主症。通过询问主诉，医生可以了解病情的轻重缓急、病程的长短，确定询问或检查的主次和顺序，大致判断出疾病的病位、病性、类别，而且主诉还是划分现病史和既往史的最主要依据。

问诊一般是从询问主诉开始的，主诉是问诊的核心内容。在询问主诉的时候，通过一些简单的问题，如"怎么不舒服了？""这样多长时间了？""以前有没有这样？"等，就可以搞清楚主诉的两个要素：促使病人前来就诊的症是什么？持续的时间有多久？

但是，有些病人的病情会比较复杂，出现的症也会比较多，尤其一些年老体弱的病人。当病人具有很多症状、体征，叙述的时候次序凌乱、主次不分时，只要牢记主诉的构成要素，有针对性地询问，不难确立主诉。诸如"什么最不舒服？""哪里最难受？""这次最想解决的问题是什么？"的询问，对我们的判断会起到积极作用。

要注意的是，对于病情复杂的病人，医生在询问的时候不可草率确定其主诉，在询问过程中要注意倾听、记录，要善于抓住其中的主要症状，将其部位、性质、程度、持续时间询问清楚，再进行归纳、整理，综合分析，进而判断出主诉。

（二）主诉的记录

1. **简洁规范**　主诉的记录书写要运用规范的书面语、医学术语，只能写症状或体征，而不能用病名、证名代替症状、体征。主诉症状的确切部位、性质、程度等尽可能将其描述清楚。如病人腹痛呈"右少腹阵发性灼痛"时，不宜简单描写为"腹痛"，也不宜使用文学性太强的修辞。在表达上要简洁明了，在字数上通常不超过20个字。

2. **重点突出**　主诉强调的是病人最感痛苦的、最主要的症状或体征，要有利于得出第一诊断，不可强求全面而把无关紧要的症状和体征列入其中。通常主要的症状、体征只允许有1～3个；相对次要的伴随症可在现病史中进行描述。

3. **时间准确**　每一主诉都必须有明确的时间，如年、月、日、时、分钟等。一般而言，病史在1年以上者以年为计，1年以内者精确到月或周，1个月以内者精确到天。尤其是急诊病人，应精确到小时或分钟。时间的记录应使用阿拉伯数字，不用汉字数字。对于2个症状以上的复合主诉，应按其症状发生时间的先后顺序排列，如"反复咳嗽30年，气喘10年，伴发热5天"。对于慢性病急性发作，除了写明发病的时间外，还要写明加剧时间，如"反复头痛10年，加剧3天"。

三、现病史

现病史，即目前病人所要治疗的最主要的疾病的病史，包括此疾病从起病之初到本次就诊期间病情演变与诊察治疗的全部过程、就诊时的全部自觉症状。在问诊中，现病史是所要询问的主体部分，包括病人疾病发生、发展、演变的全过程，具体可分为发病情况、病变过程、诊治经过、现在症四方面的询问。

要注意的是，在实际的临床工作中，现病史的询问往往应按照病人发病、诊治的时间顺序来进行,即按照初次发病的表现与就诊结果、其后的表现与就诊情况、此次发病的表现与就诊情况来询问、记录,而不是机械地按照上述四方面内容分别询问。

通过了解上述病史资料,医生基本上就可以从整体上了解病人所患疾病发生、发展与变化的大致轮廓,为进一步的诊疗提供依据。

有的病人病程短,病情不复杂,此次发病即为初次发病,其问诊相对简单。有的病人病程长、就诊经历多,如一些年老久病的病人,往往长期在门诊就诊,这样的病人不必询问其每次就诊时的详细情况,只要了解其主要的病情变化即可,如症状变化、治疗效果、治疗方案的调整等。

(一)初病情况的询问

1. 询问初次发病的时间　了解病人初次发病的时间对判断病人所患疾病的病性会有所帮助。通常新病者多以实证为主,病久者多以虚证为主或虚实夹杂。

2. 询问初次发病的症状　中医临床辨证强调的是辨现在证,但要了解病人疾病的来龙去脉,还要详细了解病人初次发病时的症状表现与变化、重要的阴性症状,以便由此了解病人当时的病性、病位、轻重缓急等病情资料。疾病是一个动态发展、不断变化的过程。有的病人此次就诊即为初次发病,但其就诊时的症状与就诊前的症状也会有所不同。因此,要全面地了解疾病发展,就必须了解病人初次发病的症状与变化,进而分析现在症状和证的由来。这对医生把握某种疾病发生、发展、变化的整体规律和提高自身诊疗水平都有着重要的作用。

3. 询问发病原因或诱因　许多疾病发作时都有明显的原因或诱因,如气候变化、环境改变、情志过极、饮食失调、跌仆扭挫等。但应注意,有时不同的病因会导致相同的症状,应当明辨,以免误诊、误治。如腹痛,由暴饮暴食而引发者多为饮食停滞,常需消食导滞;因感寒或过食生冷而发者多为寒邪凝滞,常需温中散寒。

4. 询问具体诊疗的情况　面对病人要考虑到其诊疗经历可能有所不同。如患病后,有的已自行简单治疗处理,有的属于首次就诊,而有的则有多次就诊经历。这些情况均应询问了解,以便确定下一步的询问。

若病人初次发病时有诊疗经历,医生则要详细了解病人就诊的医疗机构名称、诊查方法和诊断结果及具体治疗方法、应用药物的名称、剂量、疗程、效果和身体反应如何等病史资料。这些资料可帮助医生了解病人的病情,为本次诊断与治疗提供参考依据。但是,病人就诊的医疗部门级别与资质不同,其诊察手段与结论的可信度也会有所差别,可为此次诊断提供参考依据的作用也不同。医院级别越高往往也意味着其整体诊疗条件与水平越高,其诊疗资料的参考价值也相对较高。

医生在询问病人诊疗经历时,病人以往的治疗效果也是不可忽略的内容。医生要充分了解治疗后病人的症状是否发生变化,这不仅对医生把握病人疾病发生、发展、变化的整个过程有重要意义,对目前治疗方案的确立也有积极的参考作用。经过治疗病人的病痛有所减轻,多表明诊断正确、治疗得当。若经过治疗,病人的病痛未见缓解,甚至加剧,则需要重新审视诊断结果、治疗方案及用药。

(二)病情演变的询问

对于初次发病即来就诊的病人,问清楚其初次发病的情况也就了解了病人的病情演变过程。但是,对于一些久病未愈的病人,其病变过程往往比较复杂,需要结合症状变化、诊疗经过进行询问和总结。

从临床实际情况来看,病人疾病出现的变化有两种:一是向好转的方向演变,原有症状减轻或消失、未出现其他明显不适;二是向加重的方向转变,原有症状加重或恶化、出现了其他的不适。病人症状出现好转时往往提示病情在缓解、身体在康复、治疗有效。反之,新症状出现、原有症状出现加重或恶化,这多提示疾病在加重、原先的治疗无效,而病人多会再次就诊或转到高一级医院求治。

在询问久病病人疾病演变过程时,医生要按照时间顺序从发病开始询问,内容包括从初次发病到初次就诊时病情发展演变的主要情况,包括症状的改变与增减,症状的性质与程度,呈持续性还是间歇性,哪些因素导致好转或加重,性质有无变化,其变化有无规律性等。若病人有多次就诊经历,医生仍需询问清楚病人历次就诊的医疗机构是什么、诊断的方法和结果是什么、采取的治疗方法、应用药物的名称与剂量、疗程、效果和身体反应如何等病史资料,以便把握疾病的演变过程。

医生在记录的时候要注意倾听并记录,对比、分析病情演变过程和诊治经过,必要时须进一步询问,避免病人在陈述病史资料的时候出现遗漏或残缺。

(三)现在症状的询问

现在症状简称现在症,是指病人就诊时所感到的所有痛苦和不适以及与病情相关的全身情况。现在症是现病史中的重点内容。症状是内在病理变化的具体反映,病人就诊时的病理概括必须依靠现在症才能总结出来。所以,现在症不仅可以使医生了解疾病当前的主要矛盾所在,还能全面分析疾病的原因、性质、部位、发展趋势、正邪关系,是临床辨证论治的重要依据。

历代医家对问现在症都很重视,为了便于初学者掌握,张景岳将问现在症的内容总结成"十问歌",陈修园又将其略加修改补充而成:"一问寒热二问汗,三问头身四问便,五问饮食六问胸,七聋八渴俱当辨,九问旧病十问因,再兼服药参机变,妇女尤必问经期,迟速闭崩皆可见,再添片语告儿科,天花麻疹全占验。""十问歌"的内容言简意赅,尤便于初学者记忆,可作为问现在症时参考。通常可采取以下方法询问:

1. 问主症特征　几乎每种疾病都有其特定的主要症状,而且同一种病在不同的病理阶段其症状表现特点也各不相同。因此,详细询问主症的特征,对于辨病、辨证均有着重要意义。在询问主症特征的时候,一般围绕主症的部位、性质、程度和发生时间、持续时间,以及有无明显原因、诱因,症状加剧或缓解的条件等进行询问。

2. 问伴随症状　伴随症状即除主要症状之外的兼症,这些伴随症状常可为鉴别诊断提供极大的帮助。询问各伴随症状出现的时间、特点及与主症之间的关系,对于辨病与辨证都有着重要意义。因为不同的疾病可以出现相同的症状,而仅仅凭借这一个症状却无法明确判断病证,只有将主症与伴随症状进行相互参照,才有可能使辨证辨病有据可依。如头晕,若兼有面赤耳鸣、口苦咽干者,多为肝阳上亢所致;兼见头昏沉、胸闷呕恶痰多者,多属痰浊中阻;若过劳或突然起立则甚同时兼面白舌淡、心悸失眠者,常因气血不足所致。

在问诊中病人所出现的症状都很重要,但是当某一症状按一般规律应出现的伴随症状而实际上没有出现时,也应将其记录于现病史中以备进一步观察,因为这种阴性症状往往具有重要的鉴别诊断意义。如病人咳嗽新作但没有发热恶寒、恶风等情况出现,往往提示表证已罢或非为表证。

3. 问全身情况　人是一个有机的整体,病理上亦相互影响、相互传变,所以在询问主症与兼症的同时,还应注意了解一些并非病痛所在的全身情况,如饮食、睡眠、出汗、二便等方面。虽然这些未必都是病人的病痛所在，但它们对综合分析病情、判断病证及预后都十分有益。对于大多数的疾病，饮食、睡眠不佳、往往会加重病情，反之，提示病情得到改善，或预后较好。因此，在围绕主诉询问的同时，可参照"十问歌"的内容进行询问。

（四）现病史的记录

现病史是指病人本次疾病的发生、演变、诊疗等方面的详细情况，医生首先应当完成必要的询问及检查，然后再按疾病发生、变化的时间顺序，用规范的书面语言记录。若是对住院病人进行询问时，为避免遗忘，可简单地记录病人所述，完成诊察后再按疾病的时间顺序整理成规范的书面语记录。现病史的记录内容包括发病情况、主要症状特点及其发展变化情况、伴随症状、发病后诊疗经过及结果，现在症状以及与鉴别诊断有关的阴性资料等。

1. 初病情况的记录　记录现病史时，应从初次发病开始记录，写明病人主要症状出现、加剧、发展的时间历程，按时间顺序进行记录，而并非按照病人讲述症状的先后记录。

记录时，病人病史长、以年为单位者，应精确到年或月，如"病人1998年……"、"病人2001年5月……"；病史1个月以内者精确到天，如"病人2007年9月29日……"；若病人病史在1天以内且病情较重者，时间记录应精确到时或分，例如发病于上午10点30分左右，则应记录为"病人2007年10月9日上午10点30分左右……"。

医生在记录病人发病的原因或诱因时，不可轻易就写"无明显诱因"，要认真询问后根据实际情况记录，记录时注意避免出现带有主观臆断色彩的表达，如"因……出现……"，应根据实际情况记录为"在……后出现……"。

记录症状时要注意认真核实与鉴别。有些病人在回答医生问题时，受到认识水平、表达能力等条件的影响，其回答未必符合事实情况，甚至还会出现随意联想。医生需加以科学地归纳、排除，确实弄清与病人主要疾病有关的方方面面的情况，切忌人云亦云，将病人的话不假思索地记录下来。如有的病人将脐腹部的疼痛描述为"膀胱痛"，医生若不加以辨别而直接将其记入病史，很有可能会导致错误的诊断和治疗。

医生在记录病人初病的症状时，除了记录病人所出现症状外，还要记录下其症状出现、加剧或缓解、消失的过程，以及促使其症状加剧或缓解的因素。病人未出现的症状，即阴性症状，也应当记录下来，为鉴别诊断提供依据。如病人"咳嗽，伴吐大量清稀白痰，无发热恶寒，无头痛、鼻塞、喷嚏、流清涕、自汗等症状"的记录中，所列出的阴性症状就有利于医生排除病位在表或兼有表证的情况。

2. 病情发展、诊治记录　若病人此次就诊即为初次发病，医生在记录病人最初发病后的病情演变时，也应当按照症状发生、变化的时间先后顺序进行记录。

在记录病人以往求治的医院时，应尽量写明医院的名称，而不宜写"当地医院"或"某医院"，以便于评估其检查、治疗水平及可靠程度。其他医院的诊断结果、治疗应用的药物名称、剂量、使用方法均应详细记录，其内容宜加引号。

若病人确实无法描述诊治情况、无法提供相应的病历资料以供查询时，可记录为"具体诊断与治疗不详"、"具体药物、用法、用量不详"。历次治疗后的症状变化均应详细记录，这不仅可为判断上次诊治的正确与否提供依据，又可为本次的诊断与治疗提供参考。

3. 现在症状的记录　现在症状是指病人此次就诊时的症状。在记录现在症状时，应当将最主要的症状放在首位，按照主次顺序依次记录。具有鉴别诊断意义的主要阴性症状也应当在现在症状中有所体现。现在症状的具体内容参见本章第三节。

此外，若病人就诊时患有多种疾病，这些疾病与本次求治疾病虽无密切关系，但属仍需治疗的其他疾病，可在记录完所求治疾病的病史资料后，应另起一段予以记录。

四、既往史

既往史即病人既往的健康状况、所患疾病的情况，这些常常与病人目前病情有一定联系，对判断病因、病性、病势、正邪关系和确立相应的治则有着重要的意义。如既往健康者，其病多为实证；素体虚弱多病者，所病多为虚证或虚实夹杂，病情常缠绵反复；既往疾病为肝病者，则其肝病多易影响到脾而出现脾病，故在治肝病的同时，还应实脾；患有哮喘病者，常因气温降低或接触某些物质而发病，且表现为时发时止的特点，或具有一定的规律性，发作时常需以驱邪为主，缓解期又宜以扶正为治。

在询问既往史的时候主要需要了解以下内容：病人既往健康状况，平素是健康还是体弱多病；曾患过何种疾病，诊治效果如何；有无对药物和其他物品的过敏情况，有无外伤史，是否经历过手术、输血治疗；可曾接触过传染病病人及预防接种情况等。

五、个人生活史

个人史又包括病人的生活经历和精神情绪、饮食嗜好、劳逸起居、工作情况等。在询问、记录个人生活史的时候，应注意按照时间顺序平铺直叙，不宜前后倒置。

六、家族史

家族史，是指病人直系亲属或者与病人本人生活有密切关系的亲友，是否患有传染性疾病或遗传性疾病。在记录家族史时，应具体记录家族中主要成员的健康状况，若已经去世的则应当注明是自然死亡还是因其他原因死亡。家族中无论有无传染性疾病或遗传性疾病病史，均应当据实记录。

第三节　问诊临床技能实训

一、问诊范例及录像

医生：你哪里不舒服？
病人：心口痛。
医生：你指给我看看。
病人：在这。（手指上腹部胃脘处）
医生：还有哪里不舒服？（胸痛、胸闷、心慌等）
病人：没有。
［注意：有些病人称胃痛为心口痛，故须注意同时察看疼痛的部位，并且要与心病的真心痛相鉴别，真心痛的疼痛常在左侧胸膺部（心前区）。］
医生：多长时间了？
病人：2天。
（注意：从病程长短辨虚实，病程长多属虚证，病程短多属实证。）

医生：什么样的痛法？

病人：感觉心口痛而且胀得很厉害，跟有什么东西堵住一样，很难受。

（注意：从疼痛的性质辨气血，以胀痛为主属于气滞，痛如针刺或刀割属于血瘀。本病例以胀痛为主，首先考虑气滞。）

医生：疼痛是一阵阵的，还是一直都痛？

病人：一直都痛。

（注意：病人持续性疼痛，可初步判断属实证。）

医生：按着会舒服些吗？

病人：不行，不能用力按，按就痛。

（注意：有拒按的症状进一步证实属实证。）

医生：以前痛过吗？

病人：没有。

医生：吃东西怎么样？

病人：不能吃，吃了痛得更厉害。

（注意：凡属暴痛、疼痛剧烈，甚则拒按，食后痛剧、痛处不移者属实。凡是疼痛日久或反复发作，绵绵不休，痛而喜按，得食痛减者属虚。体格壮实者多实，年高体弱者多虚。新病多实，久病多虚。）

医生：还有哪里不舒服？（如嗳气、恶心、呕吐等）

病人：有，嗳气的时候会有股酸酸的、像馊了饭菜的臭味道冲出来。一点都不想吃东西，闻到食物的味道就作呕。如果能吐出来就好过些。

（注意：胃脘胀痛拒按，恶食、嗳气腐臭或酸腐等均为伤食症状。）

医生：你吐出来的东西是什么样子？

病人：就是头天吃的饭菜。

医生：发病前有没有吃东西吃得过多？

病人：有，前天来了几位多年不见的朋友，接连吃了几顿，就感觉不舒服了。

（注意：饮食停滞胃痛多有暴饮暴食的病史。感受外邪也可引起胃脘胀满而痛，主要有外感病史，可见风寒、风热、暑湿等表证。）

医生：口苦不苦？

病人：不苦。

（注意：注意食滞胃脘证与湿热蕴脾证鉴别。前者病因为"伤食"，临床上以伤食证为特征。后者病因为"湿热"，由外感湿热，或过食肥甘、湿热蕴脾所致，症状以口苦而腻、渴不欲饮，或身热起伏、舌红苔黄腻、脉濡数等湿热证为特征。）

医生：大便与小便怎么样？

病人：想拉大便，但是总拉不出来，好不容易拉出来了，又感觉拉得不痛快，我平时一贯便秘，现在大便稀稀的，拉大便时肚子痛得厉害，还有大便特别臭。小便正常。

问题：

（1）根据病情资料，提出病人的主诉。

（2）根据上述问诊资料，整理出现病史。

（3）根据病情资料进行证名诊断。

参考答案：

(1) 主诉：胃脘胀痛拒按，伴嗳腐吞酸2天余。
(2) 现病史：病人因暴饮暴食出现胃胀、胃痛。刻诊：胃脘胀满，疼痛拒按，嗳腐酸臭，恶闻食气，恶心，呕吐不消化食物，吐后痛减，大便不爽，舌苔厚腻，脉滑。
(3) 诊断：食滞胃脘证。

二、主诉辨证案例分析

主诉辨证就是围绕主诉所收集的病情资料进行分析，以确定疾病的病因、病位、病性的辨证诊断方法。其基本方法可概括为：

抓住主症问深全，相关症状紧相连。

求因辨性定病位，"十问歌"诀亦可参。

若求辨证无遗憾，问望闻切须相兼。

下面以疼痛（脘腹痛）的诊断为例进行分析。

（一）抓住主症问深全

1. 问疼痛部位　脘腹痛。
2. 问疼痛程度　剧烈痛。
3. 问疼痛性质　冷痛。
4. 问疼痛诱发因素　昨天吃了生冷、不卫生食物。
5. 问疼痛发作时间长短　昨晚下半夜起。
6. 问疼痛存续时间状态　一直痛，无间歇。
7. 问疼痛缓解方式　热敷好一点。

（二）相关症状紧相连

与脘腹痛最为相关的因素是：大便与饮食口味情况。

1. 大便如何

是否泄泻？

泄泻次数？

泻下性状？

排泄物气味？

脘腹痛与排便关系，如痛剧时要泻，泻下痛减。

2. 饮食口味如何

口渴不渴？

想不想吃东西？

（三）求因、辨性、定病位

1. 求因　昨天吃了生冷，不卫生食物——寒。
2. 辨性

(1) 病性虚实：属实。

从病程看：昨晚起，不久，新病多实。

结合年龄（轻）、体质（壮实），多实。

剧痛多实，隐痛多虚。

(2) 病性寒热：属寒。

冷痛。

口不渴。

泻下清稀。

泻下物气味不秽臭。

无明显恶寒发热,体温 37.2℃。

3. 定病位

腹痛、食少、便溏,病位在脾。

脘痛、恶心、欲呕,病位在胃。

(四)问望闻切须相兼

1. 问其是否疼痛　诉脘腹痛。

2. 触摸肌肤　不烫也不凉。

3. 望面色　按脘腹时的面容,拒按,痛苦状;无反应则多不痛。

4. 闻　大便气味——不秽臭。

5. 望舌　舌淡、苔白腻。

6. 切脉　脉(数)紧。

7. 按脘腹　触按脘腹是否紧张拒按?紧张,多痛多实;不紧张,多不痛多虚。

(五)辨证诊断

根据以上症状体征,辨证为(脾)胃实寒证。

三、问诊真实病例(分组技能训练)

问诊真实病例的目的是锻炼学生问诊的技能与技巧、病史采集与规范记录的能力。

选择 2~3 名具有"咽痛"、"咳嗽"或"胃痛"等症状的学生自愿者为对象,分入各小组中,现场由 1 人或多人进行问诊训练,其他人记录问诊所得资料与问诊医生的得失,于其问诊结束后补充询问,逐步实现问诊的全面与规范。最后带教老师点评,分析主诉正确与否,记录现病史是否全面或有遗漏,是否系统询问并系统记录,口语与术语转换是否得当,指出错误并提出正确方法。

四、问诊标准化病人

1. 带教老师首先进行模拟病人示范,并将学生按每 10 人分成 1 小组。在带教老师的指导下,学生一人模拟病人,另一人模拟医生,"病人"可按照预先设计好的病情资料进行回答"医生"的提问,当模拟医生确认询问完成后,两人再交换角色,更新病历资料,继续询问,模拟病人按照新的病情资料内容回答。当模拟医生确认询问完成后,双方可将自己模拟病人时所用的病情资料交给对方,各自可将自己收集的病情资料与预先设计好的病历资料进行核对,找出自己询问遗漏或错误的地方。也可由指导老师点评。

2. 带教老师举出一些问诊方法错误的案例,让学生指出错误之处,提出正确的方法或纠错的方法。

3. 模拟医生记录问诊结果与分析,每位学生对问诊信息加以总结归纳,书写主诉、病情资料、诊断与分析。

标准化病人由经受统一培训的、具有临床经验的中医诊断学带教老师担任。各组由带教老师根据不同病历资料担任病人角色,以病人的语言与感受表述病情相关内容,各组同学担任医生角色进行病情询问、病史采集、书面记录。各组带教老师书面记录下本组学生在病史采集、病历书写中出现的问题，在本组学生完成书面记录后，再指导学生进行问诊得失的集中讨论，在充分发挥学生自主能动性的基础上引导其解决问题，引导学生在辨证思维指导下进行询问，进而提高问诊水平与记录能力。

更换病历资料，重复角色扮演、讨论纠错步骤，汇总、总结、集中强调。

4. 布置作业，为下次上课做好准备。

五、问诊思路训练

（一）案例示范

陈某，男，32岁，某县清洁工人，门诊就诊。

病人所陈述内容：3个月前开始发热，体温持续在38℃左右，在本地医院当做"无名热"住院治疗了1个多月，一直没治好就出院了。现在感觉头痛，身上觉得很困重，经常发热，尤其中午之后就加重。感觉很累，很没有力气，胸部感觉闷闷的不舒服，不吃饭也不会饿，虽然有口渴的感觉但却不想喝水，被家人督促勉强喝水的话也喝得不多。大小便基本正常。别人都说我这一段时间脸色不好看，很黄。

1. 应有的问诊思路

（1）问主诉：病人现在最不舒服的症状是什么，要解决的问题是什么，有多久了，以前有没有这样。

（2）问现病史、现在症状：最早开始这种情况是什么时候（问可能的诱因），都有哪些症状，有没有就医，如有，采取了哪些诊查手段和治疗措施，结果如何，起初的症状经治疗之后产生了哪些变化及其时间顺序如何（询问诊疗经过，可为此次诊断提供参考）。

这次是怎么开始发病的，发热时有无恶寒（了解属单纯发热还是恶寒发热），发热有没有时间规律（是否有潮热的特点，若有，应当进一步询问其兼症，如有无盗汗、五心烦热、面赤颧红之类，有无腹胀腹痛、大便不通诸症，有无身体困重、身热不扬、胸闷纳呆等症状，为判断潮热的类型提供参考依据），当时除了发热之外，还有哪些不适，有无头痛、汗出异常、咳嗽、咳痰等不适（根据兼症判断病位、病性），其时间顺序情况是怎样的。

目前的症状有哪些，有多久了，有什么特点。如：感觉很累，在活动一下后是更累还是会好一些？（为判断病情是否是以气虚为主提供参考依据）胸闷时有没有心跳得很厉害的感觉？（了解有无心悸）不吃饭也不会饿，那食欲和食量怎么样，饭后有没有什么不舒服的？（具体了解饮食情况）多久大便一次，成形不成形，干不干，什么颜色，排便时有没有什么不舒服的感觉？（从排便时间、大便性状、排便感觉等方面对病人所述进行核实）

（3）既往史、个人生活史、家族史：以前患过什么病，身体情况怎样，有无接触过有类似症状的病人，家族中有无类似病人。

（注意：上述内容可不按照固定的顺序，但问诊时条理清晰、层次递进更有利于了解病情。）

2. 问诊内容的遗漏和不足

主诉具体症状及其持续时间不明。

起病情况、诊断措施、治疗手段的具体情况及症状的变化情况不详。

病人就诊时的症状、体征有待于确定、核实，缺乏应有的鉴别诊断。

既往健康状况、个人生活史、家族史不详。

3. 书面记录

主诉：就诊时的目的、症状、体征及持续时间有待于核实、确定，本病例因资料不全，暂无法确定。若病人就诊目的为治疗发热，可拟为"发热3个月"，其兼症及其持续时间尚有待于进一步询问。

现病史：因为主诉不明，所以现病史难以确定。若病人以发热为主症，可拟记录为如下内容：

3个月前病人（按：应询问并补充记录下可能的诱因，如"在××之后"，或"无明显诱因"）出现发热，体温持续在38℃左右（按：应询问并补充记录下当时的其他伴随症状以及具有鉴别意义的阴性症状），赴当地医院求治，诊断为"无名热"，经治疗无效出院（按：应询问具体诊断、治疗措施，若有，应逐一记录下来，若病人无法陈述，应记为"具体诊疗措施不详"），出院后病人仍持续发热（按：出院后的病情有无变化、还有哪些症状均应该具体询问并记录，不可只写某个症状；并应询问出院后有无进行其他治疗、效果如何，了解"头痛，身上觉得很困重，经常发热，尤其一过中午之后就加重。很累，很没有力气，胸部感觉闷闷的不舒服，不吃饭也不会饿，虽然有口渴的感觉但却不想喝水，被家人督促勉强而喝水的话也喝得不多。大小便基本正常"等情况现在有没有，若某症状现在没有则应询问该症状是什么时候出现、什么时候消失的，记录时也不能写入现在症中。若病人出院后无再次就诊经历、上述症状均为现在症状，可记录如后面内容）。现病人仍发热（按：应询问或检查清楚病人现在的发热是自觉症状，还是体温确有升高，予以如实记录，并应询问和记录有鉴别意义的阴性症状），常于午后加重，自觉头身困重，疲乏胸闷，食欲不振，口渴而不欲饮，二便无异常（按：现病史内容尚包括望诊、闻诊、切诊的内容，本章节以训练规范的问诊为主，故望诊、闻诊、切诊的内容不在此处体现）。

既往史：（按：此处病人所述内容缺乏既往史、个人史、婚育史、家族史等方面资料，应当进一步询问并如实记录。具体格式可参考教材）。

（二）思考与练习

案例1

孙某，男，75岁，退休职工，水肿半年多。今年春天发现水肿，初未介意，后来逐渐加重。水肿以两腿和脚面明显，按之凹陷，上午轻，下午重，休息后好转。伴头晕，下肢酸软，走路时有头轻脚重感，精神不振，全身乏力，下肢发凉，小便次数较频，而每次尿量不多，饮食良好，睡眠及大便正常。近2个月来曾服中药30余剂（均为五苓散、五皮饮加味），当时小便较多，停药后水肿如故，且肢软沉困更重。无高血压及其他慢性病史。面色萎黄，精神委靡，下肢及脚面明显水肿，皮肤绷紧发亮，压之凹陷，舌质紫，舌苔白滑。呼吸较促，声音低沉。脉沉弦而滑尺脉弱。

案例2

李某，男，62岁，退休工人。自述患"胃溃疡、十二指肠球部（壶腹部）溃疡"8年多，常因劳累、着凉而出现上腹部疼痛，平常有冒酸水、打嗝多的现象，经常喜欢用手捂着肚子。5天前参加聚会聚餐后出现腹胀、上腹部疼痛加剧，吐了好多次，吐出大量清水。赴医院经钡餐透视诊断为"幽门梗阻"。目前主要感觉疲劳乏力，口干，肚子里面经常响，肚子疼痛的位置固定，疼痛像刀割一样，不敢让人触摸，但用热水袋捂捂可稍微缓解。口干，饮食入口即吐。大便5天没解，小便不多，颜色像茶水一样。手脚很凉。面白体瘦，舌淡，苔白厚腻。

案例3

刘某，女，32岁，农民，产后月余。妊娠末期已患淋证，多次求医，因尿检无明显变化，前医均说系妊娠生理现象，产后自愈。产后月余来，小便次数渐增，尿痛日甚，伴头昏倦怠，烦热口渴，食欲佳，每餐可进食200g，但总觉胸脘空虚无物。小便次数很多，每天达30余次，尿急，尿时尿道口很热、很痛，尿量少、颜色黄、有灼热感，易烦躁，头昏昏沉沉的，嘴巴很干，浑身懒洋洋的不想动，前后有40多天。医院中医科说是"肝经湿热下注"，治疗后尿急胀痛更严重，每天尿60余次，几乎不能离开厕所。

六、问诊技能训练记录

学生姓名：_____ 年级：_____ 班级：_____ 学号：_____

（一）问诊模拟训练

病人姓名：_____ 性别：_____ 年龄：_____ 职业：_____ 日期：_____

主诉：_____

现病史：_____

既往史：_____

（二）问诊思路训练

从"问诊思路训练"练习案例中任选1题，参照所附"示范"的思路回答下述问题。

1. 请列出上述案例应有的问诊思路。

2. 请指出上述案例问诊内容的遗漏和不足。

3. 请将上述案例由口语描述者转换为规范的书面记录。

病人姓名：_____ 性别：_____ 年龄：_____ 职业：_____ 日期：_____

主诉：_____

现病史：_____

第四节 典型案例分析

问诊的核心是"问"，即问什么和怎样问。历代许多医家对问诊的内容和顺序都有一定的要求或规定，如明代张景岳之"十问歌"，清代陈修园之"问证诗"等。问诊作为一种临床的基本技能，必须经过严格、规范地训练。同时问诊需与其他诊法相结合，互为参考，综合运用，以全面、准确地做出诊断。

问诊案例示范：

案例1

医生：你哪里不舒服？

病人：咳嗽。

医生：有多久啦？

病人：十来天了。

（注意：病人以"咳嗽"为主症，病程十来天不算长但也不短，咳嗽一症，首当鉴别其为外感咳嗽还是内伤咳嗽，从病程上看还不能判断此为外感或是内伤，可以通过询问其发病原因以及其他兼症来判断其证候。）

医生：还记得10天前是怎么引起咳嗽的吗？

病人：可能是着凉了吧。10天前天气突然变冷，一下子降温十多度，我没有及时加衣，然后就出现咳嗽，这些天天气一直都很冷，所以这么多天咳嗽也总不见好。

（注意：病人有感受寒邪的病因，但并不能确立是表证，也有可能是表邪入里的里证，要确立其证候，还需对其症状进行了解。）

医生：怕冷吗？有没有发热的症状？

病人：怕冷，有发热，我刚才量了体温有38.5℃。

（注意：现已知病人有怕冷和发热，但还需鉴别是恶寒发热还是寒热往来，以判断该病的病位。）

医生：怕冷和发热是同时出现还是一阵冷一阵热。

病人：又怕冷又发热。

医生：有汗吗？

病人：没有，除非是吃了退热的药时会出汗外。

（注意：恶寒发热同时出现是表证的特征性症状，且有感受寒邪的病史，加之无汗这一症状，可基本确立这是一个风寒表证。但因本病病程有十来天，是否有寒邪入里化热的证候存在，而成表里同病之证。所以应对其生病以来的情况仔细询问。）

医生：请您详细讲讲生病以来的情况？

病人：好的。10天前因为着凉了开始出现咳嗽，鼻塞，流鼻涕，又发热又怕冷，头身痛，当时我就服用了感冒药之后好像鼻塞流涕症状好了一点，可这咳嗽反而加重了。这几天还咳得胸痛，晚上睡觉都被咳醒。

（注意：由上可以看出该病人目前是以咳嗽为主症，仔细询问其咳嗽的特点，是干咳还是痰咳，如果是痰咳，那么痰的性状有助于诊断。）

医生：咳嗽有痰吗？是什么样的痰呢？

病人：是白痰，比较稀，痰也多，总觉得喉咙痒痒的。

（注意：病人有咳嗽痰白质稀等临床表现，加之寒热、头痛等临床表现，可以考虑为表里同病的风寒犯肺证。）

问题：

（1）根据病情资料，确定病人的主诉。

(2) 根据上述问诊资料，整理出现病史。
(3) 针对病情资料初步进行证名诊断。

参考答案：

(1) 主诉：咳嗽伴恶寒发热十余天。

(2) 现病史：10天前因感受寒邪出现咳嗽，恶寒发热，无汗，头身痛，鼻塞，流鼻涕，服药后鼻塞等症状减轻。现症见：咳嗽，咳稀白痰，恶寒发热，体温38.5℃，无汗，头痛，咽痒，舌质淡红，苔薄白，脉浮紧。

(3) 初步诊断：风寒犯肺证。

案例2

医生：你哪里不舒服？

病人：我肚子胀，总不想吃东西。

医生：是整个肚子胀吗？疼不疼？能指指具体部位吗？

病人：整个肚子都胀。不疼。

医生：从什么时候开始的？

病人：快有半年了。

（注意：腹胀半年，病程较长，一般为虚性腹胀。但也不能仅凭时间定论。下面应进一步询问腹胀的特点以便鉴别诊断。）

医生：请具体地描述一下平时肚子胀的情况，肚子是一直胀还是时胀时不胀？

病人：我这肚子胀有时候轻有时候重，用热水袋敷一敷或用手揉揉会好一些。

医生：吃饭怎么样？

病人：总不想吃东西，觉得肚子胀，吃了东西后又更觉得不好受，好像不消化一样。

医生：二便情况怎么样？

病人：经常腹泻，吃点凉的就更不行了。小便还可以。

医生：平时身体怎么样？

病人：稍微活动就觉得累，喘不过气来。有时候还头晕。

（注意：腹中满胀时好时甚、喜温喜按，不思饮食，气短乏力，大便泄泻应考虑脾阳虚之证。同时医生望诊所见：病人形体消瘦，面色萎黄，舌淡苔白，脉濡缓。）

问题：

(1) 根据病情资料，提出病人的主诉。
(2) 根据上述问诊资料，整理出现病史。
(3) 根据病情资料进行证名诊断。

参考答案：

(1) 主诉：腹胀食少半年。

(2) 现病史：病人近半年来腹部时胀，喜温喜按，不思饮食，食后腹胀更甚。刻诊：神疲乏力，大便泄泻，舌淡苔白，脉濡缓。

(3) 诊断：脾阳虚证。

案例3

医生：你有什么不舒服？

病人：我这里总疼（手指着两胁）。

（注意：两胁为肝、胆二经的循行部位，故胁痛病变主要在肝、胆，其成因较多，临床辨证主要依据疼痛的特点及兼证，要注意分清气、血、虚、实。）

医生：多长时间了？知不知道怎么开始的？请说清楚是什么样的痛法？

病人：我一年前得过急性甲型病毒性肝炎，但后来治好了，肝功能检查报告正常（病历记载与病人所述吻合）。这次疼有半年多了，开始的时候累了或是生气了就有点疼，我也没有在意，后来就一直隐隐的疼，好像火烧的一样，累了就会疼得厉害些。

（注意：临床上根据疼痛的性质往往能判断疾病的性质，如疼痛为胀痛，走窜不定，多为气滞；刺痛，痛有定处，多为瘀血；灼痛多为火热侵袭，灼痛剧烈，病程短多为实火，隐隐灼痛，病程长，多为阴虚。我们从病人描述的情况来看，病程较长，隐隐灼痛，痛无休止，且劳累后加重，则可推测为阴虚作痛。）

医生：还有哪里不舒服？

病人：总觉得嗓子干，有时还觉得头晕。两只眼睛也特别涩，点些眼药水后，可减轻点儿。

（注意：从上述病人描述的情况来看，均为一派阴虚失养的表现。）

医生：二便情况怎么样？

病人：大便有点干，小便还可以。

医生：平时吃饭怎么样？脾气怎么样？

病人：吃饭还可以，就是口干。我这个人脾气特别躁，有一点不顺心的事情，就会生气，最近特别心烦，觉也睡不好，老做噩梦。

医生：你躺下，我给你检查一下。（按诊右胁下未触及肿块，无明显压痛。同时望诊所见：病人两颧潮红，舌红少津，脉弦细。）

问题：

（1）根据病情资料，提出病人的主诉。

（2）根据上述问诊资料，整理出现病史。

（3）根据病情资料进行证名诊断。

参考答案：

（1）主诉：两胁隐隐灼痛半年。

（2）现病史：病人一年前曾患甲型病毒性肝炎，经治疗获愈。半年前于劳累或生气后出现两胁疼痛，未采取任何治疗，后转为持续性隐痛，劳累或生气后加重。刻诊：两胁隐隐灼痛，伴口干，两目干涩，急躁易怒，心烦失眠，两颧潮红，大便略干，舌红少津，脉弦细。

（3）证名诊断：肝阴虚证。

第五节 问诊技能训练教案示例

课程名称	中医诊断学模拟实训	带教老师姓名		教研室	中医诊断学教研室
教学对象			授课时间		
教学课题	问诊实训	教学时数	3	教材版本	
教学目的要求	掌握：问诊的技能、方法和注意事项，问诊的思路 熟悉：问诊资料的采集、规范书写与记录 了解：问诊的内容				
教学内容提要	1. 问诊的内容、方法与技巧、注意事项 2. 问诊模拟训练：示范教学、分组训练、实训总结点评 3. 问诊思考训练				
重点难点	重点：问诊的思路与规范的书面记录能力 难点：问诊的方法和技巧				
教学组织设计	第一部分　多媒体集中示教1（20分钟） 1. 问诊的方法与注意事项 （1）问诊的方法：以开放式为主的问诊方法，让学生全面了解疾病信息及对健康影响的信息 （2）问诊的注意事项：包括语气和心态；准确与规范；全面与详尽；易犯的错误及原因 2. 问诊的内容 （1）重点强调主诉、现病史 （2）参考"十问歌"内容 第二部分　分组训练（80分钟） 学生按10~15人为1组进行分组，在带教老师指导下进行模拟训练，锻炼问诊的技能与技巧、病史采集与规范记录的能力 1. 问诊真实病例　选择2~3名具有"咽痛"、"咳嗽"或"胃痛"等症状的学生自愿者为对象，分入各小组中现场由1人或多人进行问诊训练，其他人记录问诊所得资料与问诊医生的得失，于其问诊结束后补充询问，逐步实现问诊的全面与规范 2. 问诊标准化病人　标准化病人由经受统一培训的、具有临床经验的中医诊断学带教老师担任 3. 指导学生进行问诊得失的集中讨论　根据问题，组织学生讨论，在充分发挥学生自主能动性的基础上引导其解决问题 第三部分　多媒体集中示教2（20分钟） 1. 总结问诊方法中存在的问题 2. 纠正病史采集、病历书写中常见的错误				
复习要点	1. 问诊的内容、方法与技巧、注意事项 2. 问诊思路、遗漏、不足				
参考书目	1. 朱文锋. 中医诊断学. 上海：上海科学技术出版社 2. 朱文锋，袁肇凯. 中医药高级丛书. 中医诊断学. 第2版. 北京：人民卫生出版社 3. 李灿东. 新世纪创新教材. 中医诊断临床模拟训练. 北京：中国中医药出版社				
教研室主任意见			教学实施情况小结		

附：问诊技能训练思考题

1. 试述你对临床问诊思路的想法。
2. 问诊时需要注意哪些问题？
3. 谈谈问诊与其他诊法的关系。
4. 问诊的具体方法有哪些？

第二章 望 诊

望诊，是医生运用视觉对人体外部情况进行有目的的观察，以了解健康状况，测知病情的方法。中医理论认为，人是一个有机的整体，人体的外部，特别是面部、舌体等与脏腑的关系最密切，局部的病变可以影响到全身，而体内的气血、脏腑、经络等的病理变化，也必然会在其体表相应的部位反映出来。因此，观察神、色、形、态的变化，不仅可以了解人体的整体情况，而且可作为分析气血、脏腑等生理病理状况的依据之一。即如《灵枢·本脏》所说："视其外应，以知其内脏，则知所病矣。"望诊在中医诊断学中被列为四诊之首，并有"望而知之谓之神"之说，这是因为人的视觉在认识客观事物中，占有重要的地位。《医门法律·望色论》说："凡诊病不知察色之要，如舟子不识风汛，动罹复溺，鲁莽粗疏，医之过也。"所以医生在诊病时要充分利用视觉观察，并在临床实践和日常生活中注意培养和训练敏捷、准确的观察能力。通过诊断知识的学习和临床经验的积累，使望诊技巧日臻熟练。

望诊时，医生运用视觉对病人神、色、形、态等全身及局部情况、舌象、分泌物和排泄物等进行有目的、有次序的观察，以收集病情资料。包括全身望诊、局部望诊、望舌象、望排出物及望小儿指纹等。中医望诊的理论基础是与以五脏为中心、以气血精津为载体的整体生命观一致的。这种整体生命观认为，体表任何一个相应的局部都有可能反映身体脏腑功能或疾患的信息。根据中医理论中人体脏腑的内在机制与外在征象的辨证关系，我们可以通过望诊，运用中医学司内揣外、见微知著、以常达变的原理，来测知异常变化与病因。

望诊在四诊中居于首位，在中医临床诊断中有着重要的作用和意义。作为采集信息的手段，视觉最为直观方便，也最为快速敏捷，相对受主观因素的影响较小。病人的神、色、形、态等外部表现，是临床诊断疾病的重要依据，所以医生在诊病时应当充分利用视觉观察，以收集各种相关病情资料。由于病人对医学知识普遍了解不足，注重的往往是自身的感受和不适，而神、色、形、态等外部表现，只有通过医生的望诊才能了解。如：接诊时，医生从病人的穿戴、形体、举止、步态等可以大致判断病证的寒热虚实；从毛发、肤色可以了解一个人的人种、年龄以及健康营养状况；肤色还能反映心理状态，如惊吓时面色苍白、羞怯时面色潮红、愤怒时面色涨红。而这些信息是问诊、脉诊等其他诊法无法获得的。此外，当机体出现某些异常的现象，如面色、舌质、舌苔等，病人一是不知道是否异常，二是即使知道异常也未必能够准确描述，这就需要医生的判断。

望诊是对病人外在表现的观察，病人的生命活动能力、皮肤色泽、外形、姿态等都是客观存在的，哪怕对于初学者，只要细心观察，基本上能作出正确判断，不同的医生之间也相对容易达成共识。但是，现代中医临床上存在忽略望诊的倾向，有些医生过多依赖问诊，或盲目地相信仪器检查，丢失了许多重要信息，也给病人造成许多不必要的负担。正如张仲景所批评的"省疾问病，务在口给，相对斯须，便处汤药"。另一方面，由于望诊资料的缺如，往往导致误诊或漏诊。如高血压病人，面色潮红、头晕头痛、形体肥胖、舌红苔黄腻、脉弦数，如果忽略望诊，则可能辨为"肝阳上亢"而遗漏了"痰证"诊断。又如胃痛病人，表现为胃脘疼痛、胀闷不适，体型矮胖，胃镜检查提示"胃下垂"，如果辨证过程中简单地根据胃镜检查结果辨为"脾虚气陷"，则可能导致误诊。

进行望诊时，先对病人整体观察以获得对病人健康状态的总体印象，再进行既全面又有重点的局部望诊。

第一节 望诊的方法和注意事项

一、望诊准备

1. 室温　诊室温度应适宜，必要时可开空调调节。只有在适宜的温度下，病人的皮肤、肌肉自然放松，气血运行畅通，疾病的征象才可能真实地显露出来。如果室温太低，皮肤肌肉收缩，气血运行不畅，不仅影响望诊所获资料的真实性，而且还有可能使病人因受凉而复加他疾。反之，若室温过高，病人面色通红、汗出较多，也可能掩盖病情真相，影响医生判断。

2. 光线　望诊应在充足、自然、柔和的光线下进行，如自然光线不足，也可借助于日光灯，但必要时需复查。此外，还须注意避开有色光源和颜色深的景物干扰。

3. 望排出物应做如下准备

（1）诊室应准备一只消毒的痰盂或废物桶。

（2）准备一次性手套及用于洗手的消毒液。

（3）诊室应备有洗手池或洗手盆以及消毒毛巾。

二、望诊的方法与技巧

1. 重视第一印象　望诊强调"一会即觉"，因为望神的最佳时机是在医生刚一接触病人，病人尚未注意，毫无拘谨、没有掩饰，真实表露的时候。要求医生培养敏锐的观察能力，平心静气，集中精力，在不经意中进行观察，在医生与病人的目光交会、交流中，通过医生敏锐的观察，在短暂时间内凭直觉获得对病人神的旺衰的真实印象，以此来了解病人的精神意识状态和机体的整体功能状态。

2. 以常衡变，对比观察　首先，医生要熟悉人体的生理状态，熟悉各部位组织的正常表现和生理特征，然后再将病理体征与生理特征或表现作比较，这样才能及时识别病理体征，发现异常情况，做出正确的判断。可将局部与整体相互参照、健康部位与病变部位对比观察、左右参照、上下对比、与同一人群比较。

3. 注意生理变异　望诊时应鉴别季节、时辰、地域、饮食、情志、体质、年龄等情况不同所出现的生理性变化。

4. 熟悉内容，观察有序　望诊时，医生首先应对望诊的内容非常熟悉，这样才可能避免遗漏和对同一部位的反复观察而引起病人的反感和不配合；其次，望诊时还应该遵循一定的顺序，如从上到下、由外至内、先整体、后局部等。切勿忽上忽下，忽左忽右。此外，对于急症、重症病人应重点观察，以敏锐的观察力，在短时间内对病人的病情作出判断，以便及时抢救治疗。如望神时，只需望目，而暂不要求其他具体内容，待病情缓解后，再作细致观察。

5. 动态观察　临床上许多病人的病情是不断变化发展的，因此我们要用联系的、动态的眼光观察，对同一观察部位在疾病的不同时期进行对比观察以相互参照，才能够全面的把握病情。如望神时，若病人从有神变为少神，再发展为失神，甚至假神，说明病情逐渐加重；反之，若从失神，逐渐变为少神，最后变为有神，说明病情减轻，疾病向愈。又如望面色时，若面色由红润有泽，逐渐变为枯槁无光，说明病情加重；面色由深浓变为浅淡，说明病情由实转虚；面色由疏散变为壅滞，说明病邪渐聚。动态观察可借以推断病情的轻重、进退、疗效和预后的吉凶。

三、望诊的注意事项

望诊是医生通过视觉获得与诊断有关的信息的一种诊察方法。尽管望诊具有较强的直观性，但是，与医生视觉、观察能力和责任心有直接的关系，特别是对于疾病程度的判断。例如某病人衣服比别人穿得多，是形寒，但常常易被医生忽视；又如病人面色偏红或肌肤甲错等，都属于异常现象，但医生没有发现。尽管医生在进行望诊时细心、认真，但是由于疾病的特殊性与病人自身因素的影响，仍有可能对疾病造成一定的误诊。例如：临床上某些间歇性发作的疾病（如痫病）在间歇期通过望诊往往难以诊断；又由于个体差异，不同人基本面色（主色）会有很大差别，这在一定程度上会影响对五色的判断；还有现在的化妆艺术很容易以假乱真，如本来萎黄的面色，经过面部化妆后变成红润的面色；涂抹口红会使苍白的唇色变红，这些都可能影响医生对疾病的正确判断。面部色泽可受气候、光线、情绪、饮食等非疾病因素的影响而发生变化，这在一定程度上也可能会影响医生的正确判断。如天热时面色可稍赤，天冷时面色可稍白或稍青；黄色灯光下可使医生观察到的面部颜色偏黄等。忽略望诊的这些局限性必然导致诊断产生结果偏差。因此，望诊时要注意以下几点：

1. 对条件的选择

（1）光线：望诊依赖视觉，光线对于视觉的影响很大，望诊应在充足、自然、柔和的光线下进行，如自然光线不足，也可借助于日光灯，但必要时需复查。尽量避免在背光处及有色光源下观察。

（2）室温：诊室温度应适宜，不宜过冷或过热，以免引起色泽的变化，同时也便于暴露被检部位。因为只有在适宜的温度下，病人的皮肤、肌肉自然放松，气血运行畅通，疾病的征象才可能真实地显露出来。如果室温太低，皮肤肌肉收缩，气血运行不畅，不仅影响望诊所获资料的真实性，而且还有可能使病人因受凉而复加他疾。反之，若室温过高，病人面色通红、汗出较多，也可能掩盖病情真相，影响医生判断。

（3）时间：望诊应尽可能选择合适的时间，如病人在远行、运动、大汗等之后，应适当休息后望诊。某些发作性病状，如能在发作时观察，对于诊断有很大帮助。采集的排出物应及时观察，不要长时间留置，以免影响观察结果。

2. 对病人的要求

（1）充分暴露望诊部位：望诊时应嘱病人充分暴露被观察部位，以便及时发现问题，排除假象。

（2）不要化妆就诊：望诊当怀疑病人化妆时，应主动询问化妆情况，同时指导病人就诊之前不要化妆，以免产生误诊。

3. 对医生的要求

(1) 有的放矢：医生必须熟悉望诊的目的、内容和方法，从有意处落目，从无意处发现。

(2) 聚精会神，排除杂念：望诊时医生应集中注意力，排除杂念，这样才能发现异常体征，捕捉到疾病的相关信息。如望神的方法是"以神会神"，即是以医生之神去观察、体会病人之神。临床上，病人的神气常在有意无意之间流露最真，医生若不能静心凝神，专心致志，则所察非真，甚至有误。因此，望神时精神要专一、集中，在与病人接触的短暂时间内就应对神的表现有一个初步的印象。但绝不是长时间凝视着病人不放，要在自然中发现变化。

(3) 保护病人的隐私：望诊时应注意保护病人的隐私权，尽量在单独、安静的环境中进行，最好只允许医生和正在就诊的病人在场，其他病人和家属应在诊室之外依序安静等候，在集体病房中，要记得拉好病床之间间隔的布帘。不要当面议论病人的特殊表现。在观察病人胸部和前后二阴等处时，应先向病人作解释，并征得其同意后在隐蔽环境下进行。男医生观察女性的胸部和前后二阴时，应在有女护士陪同的情况下进行。

(4) 辨别真假，排除假象：望诊时医生应注意辨识假象。如假神与疾病好转的区别，在于两者虽然都是以病情危重为前提，但假神出现多为久病、重病治疗无效的前提下，突然出现个别现象的一时性好转，且与整体病情危重情况不相一致，如颧红如妆、目光突然转亮、饮食突然增加等。而重病真正向愈，则是在治疗有效的基础上，从个别症状的改善，逐渐发展为全身的、稳步的好转，如食欲渐增、面色渐润、身体功能渐复等。

在对病人的面色、唇色进行望诊时，一定要注意是病人本来的颜色还是化妆使然。故对女病人进行面部和口唇的望诊时，一定要嘱其在卸妆的情况下进行。观察头发，应注意是真发还是假发？头发颜色是本色还是染色？观察头发色泽时还应注意是否刚上了发蜡、发油等。

(5) 注意非疾病因素影响：望诊时应注意非疾病因素的影响，如人的面色由于受遗传、种族、季节、时辰、地理环境、饮酒、情绪等因素的影响而有相应变化，此属于常色中的主色和客色，而非病色，应注意鉴别。

(6) 排出物：望诊时应根据不同排出物选择不同的容器，采集的排出物应及时观察，不要长时间留置，以免影响观察结果，观察完毕，所有的排出物应立即倒入痰盂或废物桶，并将痰盂或废物桶放在指定地点以便清洁消毒后备用。医生随即洗手并消毒，以防交叉感染。

第二节　望诊的内容

一、全身望诊

全身望诊是医生通过观察病人的神、色、形、态，而获得对病人的疾病或健康状态总体判断的诊察方法。当病人走进诊室或医生走进病房的时候，从病人的外观特别是目光、神情、气色、形体、动静姿态，能够对其性别、年龄、职业、病程、体质强弱、精神状态、甚至患病部位、症状特点等有一个大致印象，对病人的健康状态作出初步判断。

(一) 望神

望神是医生通过观察人体生命活动的整体表现来判断病情的方法。

望神的内容包括两目、神情、气色与体态，同时应结合神在其他方面的表现，如语言、呼吸、舌象、脉象等，进行综合判断。望神的重点在两目。

1. 两目 "五脏六腑之精气皆上注于目而为之精"，因此，望目可知脏腑精气的盛衰。望目主要观察病人两目是否有神，目光、瞳仁是否灵敏。首先，医生应观察病人眼睛的明亮度，即目光是明亮有泽还是晦暗无光；其次，应观察眼球的运动度，即眼球运动灵活还是运动不灵，此外还有瞳仁的形态和反应情况。具体操作时医生可将示指竖立在病人眼前，并嘱病人眼睛随医生的示指做上下左右移动。若病人目光明亮、眼球活动灵活是有神的表现；反之，若目光晦暗无光、反应迟钝或不能转动是失神的表现（表2-1）。

表2-1　　　　　　　　　　两目有神与无神的区别

神	两目具体表现	临床意义
有神	两目黑白分明，精彩内含，神光充沛，运动灵活，视物清晰	脏腑精气充足
无神	两目晦暗呆滞，失去精彩，运动不灵，视物模糊，或浮光外露	脏腑精气虚衰

2. 神情 指人的精神意识和面部表情，主要观察病人的神志是否清楚，表情是否自然，反应是否灵敏，以及思维是否有序，对答是否切题。首先应观察病人的神志是清楚、昏迷还是错乱；思维是有序还是混乱。具体方法可通过询问病人的姓名、年龄、住址、家庭成员等方式，根据病人回答情况来判断。若病人回答正确，反应敏捷为有神；反之，若回答缓慢、不能回答或回答有误是少神、失神或神乱的表现。其次，还应观察病人面部表情，表情丰富自然为有神，若表情淡漠痴呆、反应迟钝或者表情痛苦、夸张，提示少神、失神或神乱。此外还应观察病人有无喜、怒、忧、悲、恐、惊等表情。

3. 气色 是指脏腑之精气在面部皮肤上的表现，体现在颜色和光泽两方面。观察时，首先要观察面部肤色，其次应注意其面色是不是红润，是不是有光泽，是不是隐隐内涵。若面色红润有光泽、隐隐含蓄，提示有神；若颜色枯槁无光泽或者某种颜色异常暴露，提示少神或者无神。

观察前应嘱病人清洁面部，尤其是女性病人，应卸妆后进行观察。

4. 体态：指人的形体外观、肥瘦，动静姿态以及主动或被动体位，动作是否协调灵活等。体态可以反映肌肉、筋骨和脾、肝、肾等脏腑的功能。

(二) 望色

望色是指医生通过观察病人全身皮肤（尤其是面部皮肤）的颜色和光泽变化，了解病情、诊断疾病的方法，又称"色诊"。根据健康或疾病、正常与不正常，面色可分为常色和病色两大类。

1. 常色 是健康人面部皮肤的色泽，具有明润、含蓄的特点，是精充、气足、神旺的表现。

由于种族、禀赋等不同，不同人面色可以有偏青、赤、黄、黑、白等差异。通常情况下，我们说某人面色较白，某人面色较黑，这就是个体差异，终身不变，属于基本色，也称为主色。我国正常人面色常描述为"红黄隐隐，明润含蓄"。黄是黄种人皮肤的基本色，红是血色,润泽是气之外华。而黑人的正常面色应是黑而有光泽。

正常面色由于受到四时气候、地理环境等影响而发生变化的肤色为客色,如夏季天热时面色可稍赤,冬季天冷面色可稍白或稍青,生活在沿海地区的人面色稍黑,而生活在山区和城市的人面色稍白。望色时首先要掌握正常的色泽,注意主色与客色的不同,再从对比中发现皮肤颜色的变化。

2. 病色　病色是人体在疾病状态下面部的色泽。病色的特点是晦暗、暴露。晦暗就是光泽度降低,暴露就是颜色不像是由里向外透发,而是如涂于表面。

不同的病色可以见于整个面部,但也可以见于局部,身体其他部位皮肤色泽变化,可参照以下"五色主病"内容进行辨证。望色时还要注意异常面色出现的时间、部位、表现的形式、病人是否伴有不适等情况,尤其应注意与被观察者基本色的参照及其他颜色的影响。

望色时应注意,若病人的面色出现异常变化,除了询查与疾病相关的原因之外,还要注意前后对比,询问病人是否病后变化或一贯如此,确认真正的病色。对化妆就诊的病人,更应注意观察。注意整体色诊与分部色诊相结合。除了整体面色外,还应注意额心、眼眶周围、鼻柱、唇周等局部色泽的变化。又如面色淡白者,应结合其唇色、眼睑、爪甲、舌色等综合判断其为因病所致,还是原本肤色较白。注意面部色泽的动态变化,如病前与病后、初诊与复诊、一贯与暂时等。要以荣润含蓄或晦暗枯槁为判断病情轻重和估计预后的主要依据。注意非疾病因素对面色的影响,如光线、昼夜、情绪、饮酒、饥饱等。

(三) 望形体

望形体,是指观察病人形体的强弱胖瘦、体质形态和异常表现等来诊察病情的方法。主要观察病人形体的强弱、胖瘦、体质形态。望形体能了解脏腑的功能和气血的盛衰。

1. 形体强弱

体强：多表现为胸背宽厚,骨骼粗大,肌肉结实,皮肤润泽。体强之人多动作敏捷,力气较大,声音洪亮,精力充沛。

体弱：多表现为胸背狭窄,骨骼细小,肌肉瘦削松软,皮肤松弛无光泽。体弱之人多动作缓慢,力气较小,声音低弱,且容易疲劳。(表2-2)

表2-2　　　　　　　　　　　不同形体者的表现及意义

强弱	项目								临床意义
	骨骼	胸廓	肌肉	皮肤	精神	食欲	动作	力气	声音	
体强	粗大	宽厚	充实	润泽	充沛	旺盛	敏捷	较大	洪亮	体魄强壮,内脏坚实,气血旺盛,抗病力强,有病易治,预后较好
体弱	细小	狭窄	瘦削	枯槁	不振	减退	迟缓	较小	低弱	体质虚衰,内脏脆弱,气血不足,抗病力弱,有病难治,预后较差

2. 形体胖瘦

体胖：多表现为头圆,颈短粗,肩背宽厚,大腹便便,臀部宽大。体胖的判断多以体重明显超重,体质指数(BMI)男＞25、女＞24为标准。

体瘦：多表现为头长,颈细长,肩背窄小,胸腹平坦甚至瘦瘪,臀部窄小,四肢细长,体型瘦长。体瘦的判断多以体重明显减轻,体质指数男＜20、女＜19为标准。(表2-3)

表 2-3　　　　　　　　　　　　不同性别胖、瘦的体质指数

性别	体胖	体瘦
男	BMI＞25	BMI＜20
女	BMI＞24	BMI＜19

注：BMI（国际通用身体质量指数）＝体重(kg)/身高(m^2)。

3. 体质形态

体质是个体在其生长发育过程中形成的形体结构与功能方面的特殊性。体质在一定程度上反映了机体阴阳气血盛衰的禀赋特点和对疾病的易感受性，不同体质的人得病后的转归也有不同，故观察病人的体质形态有助于了解病人阴阳气血的盛衰和预测疾病的发展转归。

《黄帝内经》中早就有关于人体体质形态的划分、体质与疾病关系的论述。目前一般主张将人的体质分为阴脏人、阳脏人、平脏人 3 种类型。（表 2-4）

表 2-4　　　　　　　　　　　　不同体质形态者的表现及意义

体质	项目						临床意义
	体型	头型	颈项	肩部	胸廓	姿势	
阴脏人	矮胖	偏圆	粗短	宽大	宽厚	后仰	阳较弱而阴偏旺，患病后易从阴化寒、寒湿内停
阳脏人	瘦长	偏长	细长	窄小	薄平	前屈	阴较亏而阳偏旺，患病易于从阳化热，导致伤阴伤津
平脏人	适中	适中	适中	适中	适中	挺直	阴阳平衡，气血调匀。在平时无寒热喜恶之偏，大便不燥不溏

不同的地区、民族、性别人群的正常体重是有所差别的，而且具有比较客观的标准，如：标准体重、体质指数等。但在望形体中，体胖和体瘦是一个相对的概念，主要是与同一人群正常人相比而言，而不应拘于具体的数值。

注意衣着对形体外观的影响，如较深颜色及竖条纹的衣服易使人显瘦；较浅颜色及横条纹的衣服易使人显胖。因此，除了外形观察，常借助体重作为判断标准。望诊时要注意前后比较，除了外观强弱、胖瘦的观察之外，短时间内形体、体重的变化意义更大，尤其对于突然消瘦的病人，应引起重视。望形体应注意病变部位与健康部位对比观察，同时结合问诊，如食量、体力等。对待形体残疾畸形的病人，应一视同仁，充满爱心，绝不能取笑或歧视。

（四）望姿态

望姿态是通过观察病人的动静姿态、体位变化和异常动作来诊察病证的方法。

1. 动静姿态　通过观察病人的坐、卧、立、行等姿态，从而诊察病情的阴阳寒热虚实等（表 2-5）。

表 2-5　　　　　　　　　　　　动静姿态与临床意义

动　静	坐　姿	卧　姿	喜　好	临床意义
喜动少静，常自转侧	坐而喜仰	卧时面向外、仰卧伸足	不喜加衣被	阳、热、实证
喜静少动，不自转侧	坐而喜俯	卧时面向内、蜷卧缩足	喜加衣被	阴、寒、虚证

2. 体位变化　病人能够根据医生检查的需要变换体位，称主动体位，属于正常现象。如果病人需要医生或其他人协助才能变换体位，称被动体位，是病情较重的表现。外伤后体位或动作异常，活动受限，提示可能有伤筋或骨折。

3. 异常动作　许多疾病有特殊的动作表现，仔细观察对于判断患病部位和病情有着重要意义（表 2-6）。

表 2-6　　　　　　　　　　　　异常动作与临床意义

异常动作	临床意义
猝然昏倒、不省人事，或突然跌倒，或手中持物突然落地，伴有口眼㖞斜、半身不遂	多为中风
猝然昏倒、口吐涎沫、四肢抽搐、醒后如常	属痫病
双手捧头、两目紧闭、不敢转动	多为头晕、头痛
以手护腹、表情痛苦	多为腹痛
以手护腰、行动困难	腰腿痛
端坐不能平卧、张口抬肩或鼻翼煽动	喘病

望诊应从病人迈进诊室开始，注意观察病人行、坐、站等动作与体态。如病人的某些病理姿态在自然体位时不易觉察，则可根据病情不同，嘱病人做某些必要的动作和体位改变，使病理姿态显露，以明确诊断。

二、局部望诊

（一）望头面

望头面包括望头部、囟门、头发和面部。主要观察头的大小、有无畸形、有无异常动态；小儿囟门情况；头发的色泽，有无稀疏、脱落。面部是否对称、有无歪斜，肿胀或特殊面容。

（二）望五官

望五官包括望目、望耳、望鼻、望口唇、望齿与龈、望咽喉等，望五官时应注意充分暴露受检部位，并进行病侧与健侧的对比，必要时借助器械检查。

（三）望颈项

望颈项主要观察两侧是否对称，有无肿物如瘿瘤、瘰疬、项痈、颈痈等，并注意是否有畸形及动态异常如项强、项软、颈脉怒张等。检查时应充分暴露，有怀疑时可嘱病人做吞咽动作，观察颈项部动态时可嘱病人做转头动作看是否灵活，颈项强硬、转头不利时，要注意是否为病人睡眠姿势不当引起。

（四）望胸胁

望胸胁主要观察两侧胸肋是否对称，有无畸形，呼吸运动、心尖冲动是否正常，女性乳房有无异常增大、两侧是否对称等，有无扁平胸、桶状胸、串珠胸、鸡胸等。望胸胁能够了解心、肺的病变和宗气的盛衰，以及肝胆、乳房疾患。望胸胁应注意充分暴露观察部位，并注意进行两侧及前后的对比。

（五）望腹部

望腹部主要观察有无膨隆、凹陷、静脉曲张、脐疝等，注意鼓胀与水肿的区别。

（六）望腰背

望腰背主要观察脊柱有无畸形、侧弯，腰背部有无活动受限。可嘱病人做一些简单的动作，如弯腰、扭腰等以便于判断。

（七）望四肢

四肢的望诊主要观察外形和动态，包括：左右两侧肢体是否对称，有无畸形、萎缩、肿胀、水肿动态异常；爪甲色泽是否正常等。

（八）望皮肤

望皮肤主要观察皮肤色泽、润燥、有无肿胀、结节、斑疹等变化。皮肤色泽变化主要参照"五色主病"。

三、望分泌物、排泄物

望分泌物、排泄物是指观察病人分泌物、排泄物和某些排出体外的病理产物的形、色、质、量的变化以诊断病情的方法。包括人体官窍所分泌的液体如泪、涕、唾、涎等，人体排出的代谢废物如大便、小便等，此外，人体有病时所产生的某些病理产物，如痰液、呕吐物等也属排出物范畴。

四、望小儿指纹

望小儿指纹是通过观察小儿示指掌侧前缘浅表络脉以诊察疾病的方法，用于3岁以下小儿。由于小儿脉位短小，又常哭闹，诊脉不便，因此常以望指纹代替诊脉。

第三节　望诊技能实训

一、望诊图片点评

这一技能由带教老师提供50幅望诊图片，要求学生对每幅图片逐一进行分析、讨论，然后由带教老师进行点评。训练重点在于典型望诊临床表现的识别。

二、典型图片辨识

这一技能由带教老师播放10幅图片，学生观看后按其编号将观察的结果填写在试验报告上，要求独立完成（见"望诊技能训练记录"）。

三、分组技能实训

1. **望诊准备、两两观察训练**　在带教老师的指导下，相邻两位同学相互望诊，找出神色形态或者局部望诊有一定代表性的同学，报告带教老师。望诊时应注意体位、光线。

2. 分组训练　学生按 10～15 人为 1 组进行分组，在带教老师的指导下进行以下模拟训练：

（1）以学生自愿者为对象，进行实训。根据两两望诊结果，带教老师选择有一定代表性的学生，分给各组，每组 4 名，要求学生采用对比的方法逐一进行全身和局部的观察，分别观察精神、目光、面色、表情、呼吸、形体、反应、动作、局部的情况。并将观察结果填写在试验报告上。训练的重点在于：树立望诊的意识，观察的态度、技巧，以及对正常神色形态的把握，同时对主色、客色的概念有较深刻的理解。

（2）以标准化病人为对象，进行实训。实训之前，由带教老师建立好标准化病人库。每堂课选择 2 名标准化病人，分到各组，进行望诊。训练的重点在于：注意观察标准化病人特征性的神色形态，或局部特征性表现，初步建立常见病理神色形态的印象。

（3）每组推选一名组长，望诊完毕汇报本组望诊情况，带教老师进行点评、总结，肯定正确的、指出错误的、提出存在问题和注意事项。

四、带教老师点评

1. 总结存在的问题。
2. 放映临床典型望诊图片，带教老师进行讲解，以加深记忆。

五、望诊技能训练记录

学生姓名：_____　年级：_____　班级：_____　学号：_____

（一）望诊图片训练

认真观察带教老师用多媒体所播放的 10 幅望诊图片，并将观察结果按顺序即时填入下表。

编号	主题	病理特点	编号	主题	病理特点
1			6		
2			7		
3			8		
4			9		
5			10		

（二）望诊模拟训练

对学生自愿者进行望诊。

项目	自愿者姓名
精神	
面色	
目光	
表情	
呼吸	
形体	
反应	
动作	
局部望诊	

第四节 典型案例分析

案例1

朱某，女，56岁，2008年5月8日就诊。病人平素体质较虚弱，自诉腰部酸软疼痛3年，每因劳累而甚，在当地中医院就诊，医生通过问诊得知病人既往病史，同时没有其他明显兼症，因而参照"肾虚"给予常规处理，效果不佳。1周前，病人复诊，诉腰痛，有刺痛感。望诊观察见面色较暗，口唇略紫，舌色淡青，可见散在瘀斑，双下肢肌肤甲错。因而诊断为"腰痛，血瘀阻络"，给予相应的治疗而愈。

分析：本病例初诊如能重视面色、舌色、皮肤改变，仔细观察便不难发现病之所在。本案初诊之误在于医生受定向思维影响，认为腰为肾之府，腰痛即属"肾虚"，又在诊断时过多地依赖问诊，忽略了望诊的客观性与重要性。本案中病人面色较暗、口唇略紫、舌色淡青、可见散在瘀斑、双下肢肌肤甲错，可知病性属血瘀而非肾虚，因初诊丢失了有助于正确诊断的重要信息，故而判断失误，治疗效果不佳。

案例2

李某，男，36岁，2周前出现口腔溃疡、口渴，某医根据"足阳明胃经环绕口唇"，诊为"口腔溃疡，胃火上炎"，经治疗，症状无明显好转，特来求诊。现症见：舌尖红赤破碎，有一直径约2cm溃疡，周围点刺较多，色红，舌苔黄，口苦，小便短黄，心烦，脉数。辨为"口疮，心火亢盛证"。给予相应治疗而痊愈。

分析：本例前医之错在于忽略望诊，落入俗套，一见口腔溃疡便联想到胃火亢盛。本案中病人"舌尖红赤破碎，有一直径约2cm溃疡，周围点刺较多，色红，舌苔黄"可知病性属火热，病位在心，而非胃火上炎。如果在诊断中重视望诊这一重要手段，即可减少误诊。

案例3

黄某，男，36岁，以"脱肛"为主诉就诊，在当地某医院就诊。医生根据此症状辨证为"中气下陷证"，治以补中益气汤加减，症状无明显好转。仔细观察发现，病人面色秽浊，舌红苔黄腻，大便色黄稠臭秽，食少，口黏，脉滑数。因而辨为"大肠湿热证"。

分析：本病例医生单纯根据西医检查结果"脱肛"，不加详查就机械地套用"中气下陷证"，忽略了中医的辨证思维。如果在诊断中重视望诊这一重要手段，依据"病人面色秽浊，舌红苔黄腻，大便色黄稠臭秽"等症，结果不难判断。

第五节 望诊技能训练教案示例

课程名称	中医诊断学模拟实训	带教老师姓名		教研室	中医诊断学教研室
教学对象			授课时间		
教学课题	望诊实训	教学时数	3	教材版本	
教学目的要求	掌握：望诊的技能、方法和注意事项 熟悉：总体望诊的基本特征 了解：局部望诊的常见内容				
教学内容提要	1. 中医望诊基本理论知识 2. 临床模拟训练，观看典型望诊图片，图片辨识，两两望诊，分组训练，标准化病人望诊 3. 望诊病例思考训练				
重点难点	重点：望诊技能、方法的规范操作，运用对比的方法对一些常见病症的外在表现能进行识别 难点：排除主观和客观干扰因素进行望诊的技能与方法				
教学组织设计	（一）多媒体集中示教1：望诊基本理论知识（15分钟） ①望诊的重要性和局限性。②望诊的方法与注意事项，强调运用对比的方法进行辨识的技巧。③望诊的内容介绍 （二）多媒体集中示教2：图片望诊模拟训练 1. 典型图片望诊（30分钟） 采用多媒体放映临床典型望诊图片，逐一由学生识别，带教老师进行点评，以加深记忆 2. 图片辨识（10分钟） 放映临床典型望诊图片10幅，填入实验报告 （三）分组训练 1. 望诊准备、两两观察训练（5分钟） 注意体位、光线，在带教老师指导下，相邻两位同学相互望诊，找出神色形态或者局部望诊有一定代表性的同学，报告带教老师。 2. 分组训练（50分钟） 学生按10~15人为1组进行分组，在带教老师的指导下进行以下模拟训练 ①学生自愿者为对象，进行实训。根据两两望诊结果，带教老师选择有一定代表性的学生，分给各组，每组4名，要求学生采用对比的方法逐一进行全身和局部的观察，分别观察精神、目光、面色、表情、呼吸、形体、反应、动作、局部的情况 ②以标准化病人为对象，进行实训。实训之前，由带教老师建立好标准化病人库。每堂课选择2名标准化病人，分到各组，进行望诊 ③每组推选1名组长，望诊完毕汇报本组望诊情况，带教老师进行点评、总结，肯定正确的、指出错误的、提出存在的问题和注意事项 （四）思考训练（10分钟） 首先随机抽取一名同学辨出证名，分析病情资料和辨证的理由，指出题中错误结论产生的原因。同学现场讨论补充，现场提问和现场答辩，带教老师点评				

复习要点	1. 望诊的方法、注意事项 2. 对全身望诊神、色、形、态的把握，同时，对一些常见病症的外在表现能进行识别
参考书目	1. 朱文锋. 中医诊断学. 上海：上海科学技术出版社 2. 朱文锋，袁肇凯. 中医药高级丛书. 中医诊断学. 第2版. 北京：人民卫生出版社 3. 李灿东. 新世纪创新教材. 中医诊断临床模拟训练. 北京：中国中医药出版社
教研室主任意见	教学实施情况小结

附：望诊技能训练思考题

1. 望诊时需要注意哪些问题？
2. 望诊时为什么要用联系的、动态的眼光观察？
3. 如何理解"以神会神，一会即觉"？
4. 望色时应如何做到整体和局部的统一？
5. 用对比方法观察同组同学的面色。

第三章 舌　　诊

　　舌诊是通过观察病人舌质和舌苔的变化以诊察疾病的一种方法，是望诊的重要内容，也是中医诊法的特色之一。

　　舌诊能够及时、客观地反映机体的病理变化，其中，舌质能反映脏腑气血的功能，舌苔能反映胃气盛衰和邪气的性质，所以舌诊能够诊断疾病的病位、病性、病势和进退。如舌苔的厚薄反映病位的深浅，薄苔主表证，厚苔主里证；舌苔由薄转厚主病进，舌苔由厚转薄主病退；舌苔润燥反映津液的盛衰，润苔主津液未伤，燥苔主津液已伤；寒证多见淡白舌，热证多见红绛舌等。舌诊较为直观，相对容易掌握，舌诊主要是对舌的神、色、形、态的观察，相对于其他诊断方法，受医生主观因素影响较少，不同的医生之间容易形成共识，如颜色、大小、厚薄、润燥等较为直观，只要用心体会不难掌握。

　　但舌诊有其局限性，受体内外因素及望舌方法技巧的影响，机体内在因素影响方面：舌是内脏功能的一面镜子，舌象反映了机体内部的生理病理变化。舌象与病证间具有一定的对应关系，如薄苔主表证、白苔主表证、寒证，因此从理论上说，表寒证应当见薄白苔，但由于个体的差异以及疾病本身的复杂性，这种证、舌或病、舌的对应关系并不是绝对的，例如，若病人素体阳虚水湿内盛，其外感风寒，虽有表证却可能见到白厚苔。所以临证应综合分析，特别注意舌的局部与全舌的关系、先天与后天的关系、舌苔的有根无根，以及舌诊与其他诊法的互参。外部环境因素影响方面：舌位于口腔中，直接与外界相通，因此望舌时易受当时光线、温度等外部环境的影响，也易受饮食、口腔等因素的干扰。如在黄色灯光下望舌，白苔往往被误认为黄苔；进食有颜色的食物，舌苔常被染为相应的颜色。这些都将对舌象判断和诊断结果造成一定影响。望舌方法技巧影响方面：由于舌诊主要依靠医生目视观察进行判断分析，对于是非、程度的判断大多不具有量化的依据。如舌苔"厚薄"的判断标准是"见底与不见底"；对于红舌和绛舌的辨别主要依据医生对红色深浅的把握等。同时，诊断的结果亦受医生知识水平、诊断技能的影响。另一方面，初学者往往存在观察不够全面的问题。例如，望舌质时，常忽略望舌的神气、光泽等，以致不能全面了解病情。因此，掌握规范的舌诊方法显得尤为重要。

第一节　舌诊的方法和注意事项

一、舌诊的方法、技巧

　　1. 病人的体位　病人可以采取坐位或仰卧位，面向光源。医生的姿势可略高于病人，保证视野平面略高于病人的舌面，以便俯视舌面。

　　2. 伸舌的姿势　病人自然伸舌，舌体放松，舌面平展，舌尖略向下，舌体充分暴露，要尽量张开口。昏迷病人，可用压舌板撬开口或用开口器，总之，应充分暴露舌象。

　　3. 望舌的顺序　首先是总体望舌，对于舌象有整体的印象，如观察整个舌体的色泽、胖瘦、运动等。然后按照舌尖、舌中、舌边、舌根的顺序依次观察舌质、舌苔，最后观察舌下络脉，如图 3-1 所示。

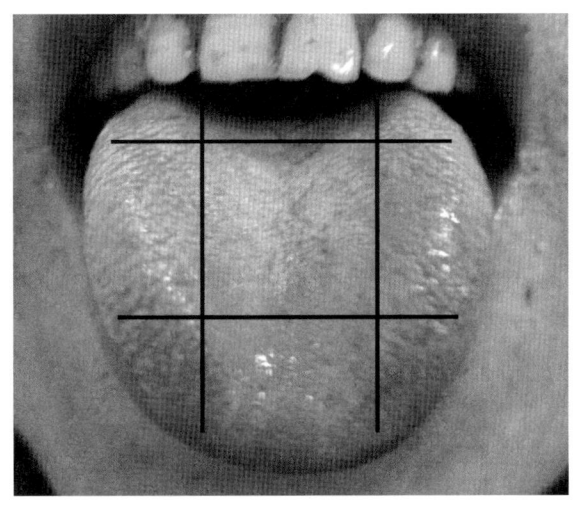

图 3-1 望舌顺序图

4. 揩舌或刮舌验苔　当病人舌苔过厚，或者出现与病情不相符合的苔质、苔色时，为了确定其有根、无根，或是否染苔等，可结合揩舌或刮舌方法，也可直接询问病人在望舌前的饮食、服用药物等情况，以便正确判断。

（1）揩舌：医生用消毒纱布缠绕于右手示指两圈，蘸少许清洁水，力量适中，从舌根向舌尖揩抹 3～5 次。

（2）刮舌：医生用消毒的压舌板边缘，以适中的力量，在舌面上，从舌根向舌尖刮 3～5 次。

5. 观察舌下络脉　嘱病人尽量张口，舌尖向上腭方向翘起并轻轻抵于上腭，舌体自然放松，勿用力太过，使舌下络脉充分暴露，便于观察。首先观察舌系带两侧大络脉的颜色、长短、粗细，有无怒张、弯曲等异常改变，然后观察周围细小络脉的颜色和形态有无异常。

二、舌诊的注意事项

1. 光线　应该以充足而柔和的自然光线为好，病人面向光亮处，使光线直射口内，要避开有色门窗和周围反光较强的有色物体，以免舌苔颜色产生假象。在晚上或在暗处，昏暗的灯光会使舌苔的黄、白两色难以分辨，或使白苔类似灰苔、红舌类似紫舌。因此，以用日光灯或强光手电筒照明为宜，必要时应白天复查一次。总之，人工照明，总有缺陷，白炽灯光红或黄色成分多，日光灯光青或蓝色成分多，临床能考虑这些因素，也可避免一些误诊。

2. 伸舌姿势　伸舌过分用力、舌体紧张卷曲，都会影响舌体血液循环而引起舌色改变。若过分用力，使舌体紧张，或伸舌时间过久，都会影响舌体血液循环而出现假象。如伸舌用力，呈圆柱形或呈尖锋，会使舌的颜色加深；两侧卷曲，会使边尖颜色加深；用力伸舌过久，舌质会渐呈青紫色。伸舌时，牙齿轻咬舌头，只露出短短的舌尖；或者由于舌体过于紧张而卷曲、战抖；用牙齿刮舌面；口未充分张开，只稍稍伸舌，露出舌尖；舌体伸出时舌边、舌尖上卷，或舌肌紧缩，或舌体上翘，或左右歪斜等，这些都不利于医生观察舌象。因此，望舌时医生应指导病人正确的伸舌姿势，或者示范正确的姿势。

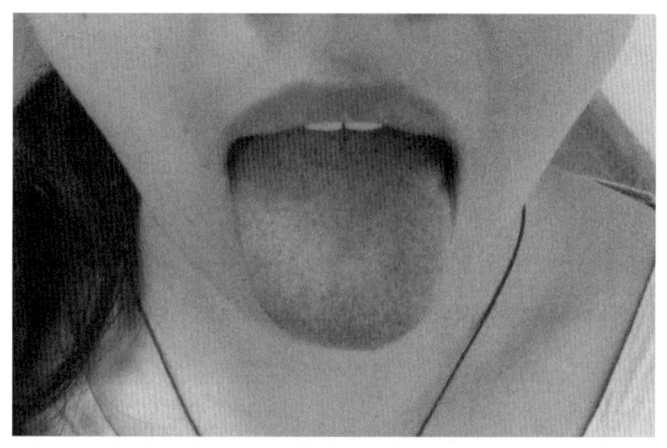

图3-2 伸舌姿势图

3. 望舌时间　由于伸舌较久舌质的色泽会发生变化，因此，医生望舌时要求做到迅速敏捷、全面准确。一次望舌的时间不宜过长，一般不超过30秒。如果一次判断不清，可令病人休息1~3分钟后重新望舌一次。

4. 饮食影响　饮食对舌象影响也很大，常使舌苔形、色发生变化。由于咀嚼食物的反复摩擦，可使舌质偏红、厚苔转薄；刚刚饮水，则使舌面湿润；过冷、过热的饮食以及辛辣等刺激性食物，常使舌色改变，如辣椒、大蒜及灼热刺激可使舌色由淡红转红、由红转绛，食冷饮等可使舌色变成淡紫等。此外某些食物或药物，会使舌苔染色，出现假象，称为"染苔"。如乳儿哺乳，或饮用牛奶之后，大都呈白苔；食用花生、瓜子、桃仁、杏仁、豆类等富含脂肪的食物，往往在短时间内使舌面附着黄白色渣滓，好像腐腻苔；饮用酸梅汤、咖啡、葡萄酒或含陈皮梅、盐橄榄以及含铁的补品等，往往使舌苔呈黑褐色或茶色；吃鸡蛋黄、橘子、柿子以及维生素 B_2、黄连素、呋喃唑酮等药物，常使苔色变黄；丹砂制成的丸或散剂药物，每可染成红苔。疑似染苔者，除刮舌一法之外，也可令病人以温水漱口，除去饮食渣滓及染色，亦可作为判断染苔之一法。

5. 口腔因素　牙齿残缺，可造成同侧舌苔偏厚；镶牙可使舌边留有齿痕；因鼻塞而张口呼吸，或睡觉时张口呼吸者，舌苔偏干燥。这些因素所致的舌象异常，都不能作为机体的病理征象，临床上应仔细鉴别，以免误诊。

6. 病人的就诊习惯　有些病人早晨刷牙时用力用牙刷刮舌面，目的是让医生看清舌象，但恰恰是因为这样，反而让医生看不准确。有些病人在伸舌之前，会特意咽一下口水，吞咽口水则水分减少这样舌苔就会显得比较干燥。因此，在望舌之前医生应先嘱咐病人精神放松，自然伸舌，不要特意吞咽口水。对有刮舌习惯的病人，应交代其下次就诊前不要刮舌。

7. 注意舌象的生理差异　儿童阴阳稚嫩，脾胃尚弱，生长发育很快，往往处于代谢旺盛而营养相对不足的状态，舌质纹理多细腻而淡嫩，舌苔偏少易剥落；老年人精气渐衰，脏腑功能渐弱，气血运行迟缓，舌色较暗红。女性经前期可以出现蕈状乳头充血而舌质偏红,或舌尖部的点刺增大,月经过后可恢复正常,属生理现象。

8. 季节影响　正常舌象,往往随不同季节和时间而稍有变化。如夏季暑湿较盛,舌苔多厚,或有淡黄;秋季燥气当令时,舌苔多薄而干;冬季严寒,舌常湿润。有病之舌象,冬夏之转归与预后亦不同。

第二节　舌诊的内容

望舌内容可分为望舌质和望舌苔两部分。舌质又称舌体,是舌的肌肉和脉络等组织。望舌质又分为望舌神、舌色、舌形、舌态四方面。舌苔是舌体上附着的一层苔状物,望舌苔可分望苔色和望苔质两方面。

正常舌象,简称"淡红舌,薄白苔"。具体说,其舌体柔软,运动灵活自如,颜色淡红而红活鲜明;其胖瘦、老嫩、大小适中,无异常形态;舌苔薄白润泽,颗粒均匀,薄薄地铺于舌面,揩之不去,其下有根与舌质如同一体,干湿适中,不黏不腻等。

一、望舌质

(一) 舌神

舌神主要表现在舌质的荣润和灵动方面。察舌神之法,关键在于辨荣枯。荣者,荣润光彩,表现为舌运动灵活,舌色红润,鲜明光泽,富有生气,是谓有神,虽病亦属善候。枯者,枯晦无彩,表现为舌运动不灵,舌质干枯,晦暗无光,是谓无神,属凶险恶候。

(二) 舌色

舌色,即舌质的颜色。一般可分为淡白、淡红、红、绛、青紫几种。除淡红色为正常舌色外,其余都是主病之色。

1. 淡红舌　舌色白里透红,不深不浅,淡红适中。

临床意义:此乃气血上荣之表现,说明心气充足,阳气布化,故为正常舌色。

2. 淡白舌　舌色较淡红舌浅淡,白多红少,甚至全无血色,称为淡白舌。

临床意义:见于虚寒或气血双亏。

3. 红舌　舌色鲜红,较淡红舌为深,称为红舌。

临床意义:见于热证,或为实热证,或为虚热证。

4. 绛舌　绛为深红色,较红舌颜色更深浓之舌,称为绛舌。

临床意义:有外感与内伤之分。在外感病为热入营血,在内伤杂病为阴虚火旺。

5. 青紫舌　淡紫、绛紫、青紫,或红绛中泛青紫色,或全舌呈均匀之紫色,皆谓紫舌。舌色如皮肤暴露之"青筋",或全无红色,称为青舌。

临床意义:见于气血瘀滞。

(三) 舌形

舌形是指舌体的形状,包括老嫩、胖瘦、裂纹、芒刺、齿痕等异常变化。

1. 老舌　舌质纹理粗糙,形色坚敛,谓老舌。

临床意义:属实证。

2. 嫩舌　舌质纹理细腻,其色娇嫩,其形多浮胖,称为娇嫩舌。

临床意义:主虚证。

3. 胖大舌　舌体较正常舌大，甚至伸舌满口，称胖大舌。

临床意义：主水饮痰湿阻滞。

4. 肿胀舌　舌体肿大，胀塞满口，不能缩回闭口，称肿胀舌。

临床意义：肿胀舌多因热毒、酒毒致气血上壅，致舌体肿胀，多主热证或中毒病证。

5. 瘦薄舌　舌体瘦小枯薄者，称为瘦薄舌。

临床意义：主气血两虚或阴虚火旺。

6. 点刺舌　凡舌面有鼓起之小点曰点；若舌面之软刺及颗粒不仅增大，而且逐渐形成尖锋，高起如刺，摸之棘手，则曰芒刺。

临床意义：主热入营血，或脏腑阳热亢盛。

7. 裂纹舌　舌面上有裂沟，而裂沟中无舌苔覆盖者，称裂纹舌。

临床意义：主邪热炽盛或阴液亏虚、血虚不润。

8. 齿痕舌　舌体边缘有牙齿压印的痕迹，称齿痕舌。

临床意义：主脾虚或湿盛。

（四）舌态

舌态指舌体运动时的状态。正常舌态舌体活动灵敏，伸缩自如。病理舌态有强硬、痿软、短缩、颤动、歪斜、吐弄等。

1. 强硬舌　舌体板硬强直，运动不灵，以致语言謇涩不清，称为强硬舌。

临床意义：见于热入心包，高热伤津，痰浊内阻，中风或中风先兆等症。

2. 痿软舌　舌体软弱，无力屈伸，痿废不灵，称为痿软舌。

临床意义：见于气血俱虚，热灼津伤，阴亏已极等。

3. 短缩舌　舌体紧缩而不能伸长，称为短缩舌。

临床意义：见于寒凝筋脉、热盛伤津，无论因虚因实，皆属危重征候。

4. 颤动舌　舌体震颤抖动，不能自主，称为颤动舌。

临床意义：主血虚生风，热极生风。

5. 歪斜舌　伸舌偏斜，舌体不正，称为歪斜舌。

临床意义：主痰瘀阻络，多见于中风证或中风先兆。

6. 吐弄舌　舌伸出口外不即回收者为"吐舌"；舌不停舐上下左右口唇或舌微出口外，立即收回，皆称为"弄舌"。

临床意义：见于心、脾两经有热，灼伤津液。弄舌也常见于小儿智能发育不全。

二、望舌苔

正常的舌苔是由胃气上蒸所生，故胃气的盛衰，可从舌苔的变化上反映出来。病理舌苔是胃气夹邪气上升而形成。望舌苔，应注意苔质和苔色两方面的变化。

（一）苔质

苔质指舌苔的形质。包括舌苔的厚薄、润燥、糙黏、腐腻、剥落、有根无根等变化。

1. 厚苔与薄苔　厚薄以"见底"和"不见底"为标准。凡透过舌苔隐约可见舌质的为见底，即为薄苔。不能透过舌苔见到舌质的为不见底，即是厚苔。

临床意义：薄苔多为疾病初起或病邪在表，病情较轻。厚苔多为病邪入里，或胃肠积滞，病情较重。

2. 润苔与燥苔　舌面润泽，干湿适中，是润苔。若水液过多，扪之湿而滑利，甚至伸舌涎流欲滴，为滑苔。若望之干枯，扪之无津，为燥苔。

临床意义：润苔提示津液未伤。滑苔多见于阳虚而痰饮水湿内停之证。燥苔多见于热盛伤津、阴液不足，阳虚水不化津。

3. 腐苔与腻苔　苔厚而颗粒粗大疏松，揩之可去，形如豆腐渣堆积舌面，称为"腐苔"。苔质颗粒细腻致密，揩之不去，刮之不脱，上面罩一层油腻状黏液，称为"腻苔"。

临床意义：腐苔见于痰浊、食积。腻苔多见于痰饮、湿浊内停等证。

4. 剥落苔　病人舌本有苔，忽然全部或部分剥脱，剥处见底，称剥落苔。若全部剥脱，不生新苔，光洁如镜，称镜面舌。

临床意义：为胃阴枯竭、胃气大伤、毫无生发之气所致。无论何色，皆属胃气将绝之危候。

5. 真苔与假苔　无论苔之厚薄，若紧贴舌面，似从舌里生出者是为真苔，又叫有根苔；若苔不着实，似浮涂舌上，刮之即去，非如舌上生出者，称为假苔，又叫无根苔。

临床意义：有根苔表示病邪虽盛，但胃气未衰；无根苔表示胃气已衰。

（二）苔色

苔色，即舌苔之颜色。一般分为白苔、黄苔、灰苔、黑苔四类及兼色变化，由于苔色与病邪性质有关。所以观察苔色可以了解疾病的性质。

1. 白苔　舌面上附着的苔垢呈现白色。

临床意义：一般见于表证、寒证、寒湿证。

2. 黄苔　舌苔呈现黄色。

临床意义：一般见于里证、热证。

3. 灰苔　灰苔即浅黑色。常由白苔晦暗转化而来，也可与黄苔同时并见。

临床意义：主里证，常见于里热证，也见于寒湿证。苔灰而干，多属热炽伤津，可见外感热病，或阴虚火旺。苔灰而润，见于痰饮内停，或为寒湿内阻。

4. 黑苔　黑苔多由焦黄苔或灰苔发展而来。

临床意义：所主病证无论寒热，多属危重。

三、望舌下络脉

正常：舌系带两侧各有一条纵行的大络脉。管径一般不超过 2.7mm，长度不超过舌尖至舌下肉阜连线的 3/5，颜色暗红。络脉无怒张、紧束、弯曲、增生，排列有序。

望舌下络脉主要观察其长度、形态、色泽、粗细、舌下小血络等变化。

异常情况及临床意义：

（1）舌下络脉短而细，色偏淡，多气血不足。

（2）舌下络脉曲张如紫色珠子状、大小不等的结节等改变，为血瘀的征象。

第三节　舌诊技能训练

一、舌诊的方法与注意事项

1. 舌诊方法与注意事项　病人应做到：面向光亮，正坐张口；自然伸舌，舒展下弯。

医生应注意：全面仔细，先体后苔；刮揩问舌，辨明假苔。

2. 舌诊主要内容　包括望舌质的舌神、舌色、舌形、舌态，望舌苔的苔质、苔色。

二、舌诊图片训练

1. 多媒体图片点评　由带教老师提供50幅舌象图片，要求学生对每幅图片逐一进行分析、讨论，然后由带教老师进行点评。训练重点在于典型舌象临床表现的识别。

2. 典型图片辨识　播放10幅舌象图片，学生按其编号将观察的结果填写在试验报告上，要求独立完成（见"舌诊技能训练记录"）。

三、分组技能实训

学生按10~15人为1组进行分组，在带教老师的指导下进行以下模拟训练。

学生病人训练：由带教老师从本组学生中选出5名具有较典型舌质、舌苔者；本组学生中具有"感冒"、"湿阻"、"食积"病证的学生自愿者。

1. 舌诊准备　指导被观察者取正确体位、自然伸舌、舒展下弯，采用示教的方法比较不同光线对舌色的影响。带教老师分别示范各种伸舌姿势，由学生判断正确与否。例如：用力将舌头伸得长长尖尖的；只稍稍伸舌；牙齿轻咬舌头，只露出短短的舌尖；舌尖上翘；舌体向中间卷曲；舌体轻微战抖；伸舌之前，特意咽一下口水。

2. 舌诊实训　逐一观察每个学生病人的舌象，内容包括舌质的神、色、形、态；舌苔的色、质；舌下络脉的颜色、形态、长短、粗细、舌下小血络等情况。要求每个学生按照舌象分析表的项目，全面记录对5名同学舌诊观察结果，最后再总结描述舌象特点。并记录观察表（见实验报告）。

四、舌诊思考训练

（一）以症测舌

案例1

周某，男，34岁，工人。病人无明显诱因干咳月余，夜间加重，有少量黏痰，痰中无血丝，晨起穿衣自觉怕冷，口淡不渴，纳可，夜寐安，脉细。

问题：

（1）病人最可能出现的舌象？

（2）辨证为何证？

案例2

秦某，男，14岁，学生。夜间遗尿约10年，病人自小经常夜间遗尿，曾多方检查，均未发现异常。近半年来症状加重，每隔两三天遗尿1次，均在夜间熟睡后尿液遗出。同寝室个别同学不能理解而取笑他，因此思想、精神压力较大，家长陪同特来求治。平时头晕神疲，腰膝酸软，小便清长，睡眠、食欲、大便尚可，面色淡白，脉象沉迟无力。

问题：

（1）病人最可能出现的舌象？

（2）辨证为何证？

（二）以舌测证

案例1

张某，男，30岁。2010年9月就诊。近日口中唾液增多，喜唾，唾液质清稀色白，口不渴，时有脘腹痞闷不适，无恶心呕吐，无腹泻，纳可，喜食热食，二便调，夜寐安，舌质淡红，苔薄滑，脉沉。追问病史夏季多喜进食冰镇饮料。

问题：

（1）根据病人舌象分析可能的证候。

（2）补充病人还可能会出现的常见症状。

案例2

马某，男，65岁，退休干部，2010年9月23日就诊。言语含糊，右侧肢体无力3小时。晨起家属发现病人说话含糊不清，右侧肢体无力不能从床上抬起，伴头痛，无头晕，视物旋转，无恶心，呕吐，无神志不清，无胸闷痛。查：形体肥胖，意识欠清，舌质红，苔黄厚腻，脉弦。

问题：

（1）根据病人舌象分析可能的证候。

（2）补充病人还可能会出现的常见症状。

（3）望舌应着重观察哪几方面表现？

（4）腻苔和腐苔舌象和主病有哪些异同点？

（5）通过观察你发现同学中间最常见的异常舌象有哪几种？

五、舌诊技能训练记录

学生姓名：_____ 年级：_____ 班级：_____ 学号：_____

（一）舌诊模拟训练

病人姓名	舌 质		舌 苔		舌 络		舌 象
	舌色 舌形 舌态		苔质 苔色		络色 络形		
	舌色 舌形 舌态		苔质 苔色		络色 络形		
	舌色 舌形 舌态		苔质 苔色		络色 络形		
	舌色 舌形 舌态		苔质 苔色		络色 络形		
	舌色 舌形 舌态		苔质 苔色		络色 络形		

（二）舌象图片训练

认真观察带教老师用多媒体所播放的10幅舌象图片，并将观察结果按顺序即时填入下表。

编号	主题	舌象特点	编号	主题	舌象特点
1			6		
2			7		
3			8		
4			9		
5			10		

第四节 典型案例分析

案例 1

林某，女，23 岁，职员。既往有腹痛病史。昨晚过食辛辣食物后，出现腹泻，呈稀溏样，伴胃脘隐痛，腹胀，嗳气，无里急后重，无腹痛。查：神清，精神稍倦，形体偏瘦，面色稍白，脘腹部无压痛，纳可，夜寐安，淡红舌，尖边有齿痕，舌中、根部苔黄腻，脉细。胃镜示：出血性糜烂性胃炎。

分析：根据病因及病人的症状，可以诊断脾气虚证。腹泻、腹胀，定位在脾；大便呈稀溏样，无里急后重，精神稍倦，形体偏瘦，面色稍白，定性为气虚；脾气亏虚，清气不升则生飧泄，胃气不降则生䐜胀，故伴脘腹部隐痛、嗳气，脾气亏虚，不养舌肌则为嫩舌，牙齿压迫则尖边有齿痕，昨夜过食辛辣食物，湿热内聚则舌中、根部苔黄腻。

案例 2

黄某，男，39 岁，公务员。进食减少 2 个月。因长期大量饮酒（200g/d），进食时自觉胃中似胀不胀、似痛不痛，无明显食欲，口渴，喜冷饮，饮之不多，长时间说话可有嗳气，每天大便 2～3 次，质稀，无腹痛、里急后重等症。现易疲劳，动则汗出。查形体肥胖，面色暗淡，脘腹部无明显压痛，舌红少苔，裂纹舌，脉细滑。

分析：平素嗜酒，酒热伤及脾胃，以胃中嘈杂为主症，定位在胃；口渴，喜冷饮，饮之不多，舌红少苔，脉细滑，定性为阴虚；每天大便次数增多，质稀，为脾气亏虚，精微减少不养舌肌则生裂纹。

案例 3

谢某，男，20 岁，工人。因晨起外出，遇寒后于下午自觉恶寒，头痛，浑身疼痛，咽喉发痒、咳嗽、胸闷气短，咳嗽时胸部疼痛，体温 39℃，无汗，舌质淡，苔薄白，脉象紧数。

分析：本证是因风寒袭肺所致，风寒束表则恶寒；侵袭经络，络气不通则头痛、浑身疼痛，阳气内郁则发热；风寒束肺，肺失宣降则咽喉发痒、咳嗽、胸闷气短；感邪在表邪气尚未入里故舌质淡，苔薄白。

案例4

李某，男，74岁，退休工人。2009年8月初诊。患原发性高血压、糖尿病10余年，今因突发头痛伴呕吐2～3小时入院。查体：右侧肢体活动障碍伴肌力0级，在医院治疗中突见暗色血便。观面色苍白，舌强，舌面干而少苔，脉象细数。

分析：病人患消渴日久，肺脾肾三脏受损，肺失宣发布津，脾失运化，生化不足，肾失温化蒸腾，气血两亏，加之久病伤脾，摄血无功，发为血行脉外，溢于肠内，故便血不止。消渴日久，炼液成痰，痰瘀阻络则见偏瘫、舌强；消渴日久，虚火内炽，伤其津液，则舌干，少苔。

案例5

周某，男，84岁，离休干部。咳嗽、咳痰反复发作20余年，再发加重伴呼吸气促15天。病人20年前受凉后出现咳嗽咳痰，经治好转，后每于冬季发作，经抗炎、祛痰治疗后可有好转。半个月前多食冷饮，上症再发，伴呼吸气促。现症见：咳嗽、咳痰、痰色白、质清稀量多，痰中不带血，呼吸气促，伴有胸闷，自觉腰膝酸软，四肢肘膝下触之冰凉，下肢不肿，纳差，口和，寐欠安，二便调，舌淡白胖大，苔白厚腻，脉细弱。

分析：该病起于外感，寒邪客肺，肺不布津，则发为咳嗽咳痰。老年病人肾精亏虚，元阳本不足，冬季寒气主令，寒邪伤阳，肺脾肾三脏运水失常，聚湿为痰，痰湿停肺，肺气不宣而发为上述症状。舌苔白厚腻为痰湿内停之象，舌淡白胖大为阳气不足的体现。

案例6

李某，男，36岁，公务员。因患Ⅰ型糖尿病10余年，腹胀、恶心3个月，呕吐、腹泻1周就诊。就诊时症见：饮食困难，食入即吐，拍背才勉强咽下，形瘦乏力，肢冷便溏，舌质淡白，苔薄白，脉沉细。

分析：病人消渴日久，耗伤脾胃之气，脾胃虚弱、运化无力、升降失司、胃失和降，故见食难下；脾气虚衰，精微不足，则形瘦乏力；舌质淡白，苔薄白，此为脾胃阳虚之征。

案例7

王某，女，80岁，离休干部。因支气管肺炎在某医科大学住院治疗30余天，始见高热，经抗感染治疗后，体温波动在37.8℃～38.5℃之间，咳嗽痰少，时时干呕，水谷均不入。诊断为发热查因。现症见半卧位，咳嗽无力，痰少质黏，时时干呕，饮水则吐，舌光红无苔，脉细弱而速。

分析：高龄病人，抗感染治疗后，仍有发热，长达月余，且诊断不明，又见时时干呕，水谷均不入，病属危重，如投药不慎，有脾胃之气将绝之虞；舌光红无苔此为胃阴虚衰之象，乃用药后，热未解而阴先伤所致。该病例舌象可作为病势危重及遣方用药的提示。

第五节　舌诊技能训练教案示例

课程名称	中医诊断学模拟实训	带教老师姓名		教研室	中医诊断学教研室
教学对象			授课时间		
教学课题	舌诊实训	教学时数	3	教材版本	
教学目的要求	掌握：舌诊的主要内容 熟悉：舌诊的方法和注意事项 了解：舌诊的临床运用				
教学内容提要	1. 舌诊的内容、方法与技巧、注意事项 2. 舌诊模拟训练：示范教学、分组训练、实训总结 3. 舌诊思考训练及图片训练				
重点难点	重点：舌象的识别 难点：舌象的临床意义				
教学组织设计	第一部分　多媒体集中示教1（20分钟） 1. 舌诊基本内容 （1）舌诊方法与技巧、注意事项：以讲解为主，结合示教 （2）舌诊的主要内容：包括舌质和舌苔的诊察与判断，结合讨论 2. 舌诊图片训练 （1）运用多媒体显示若干较典型的中医舌诊图片，由学生回答其舌象特点如何？带教老师最后从中医舌诊的角度对本图片作出结论性意见。训练重点在于对不同舌象的识别 （2）另播放10幅舌诊图片，学生将观察结果按顺序填入"舌诊技能训练记录" 第二部分　分组训练（80分钟） 1. 分组：学生按10人为1组进行分组，在带教老师指导下进行以下模拟训练 2. 学生与病人选择：由带教老师从本组学生中选出5名具有较典型舌质、舌苔者；本组学生中具有"感冒"、"湿阻"病证的学生自愿者。或选用标准化病人训练舌象识别 3. 内容 （1）比较不同光线、伸舌姿势对舌诊的影响 （2）将学生自愿者（或标准化病人）分入各小组，由1人或多人进行舌诊，其他人记录舌诊所得资料与舌诊的得失 （3）将典型舌质、舌苔者与正常者比较，找出其差异 （4）学生将所观察的5位自愿者舌诊结果填入"舌诊技能训练记录" 训练的重点在于掌握舌诊的方法、认真观察的态度，以及对常见舌象的识别 第三部分　多媒体集中示教2（20分钟） 1. 总结舌诊方法中存在的问题 2. 舌诊训练思考题目				
复习要点	1. 舌诊的内容、方法与技巧、注意事项 2. 舌质望诊与舌苔望诊				
参考书目	1. 朱文锋. 中医诊断学. 上海：上海科学技术出版社 2. 朱文锋，袁肇凯. 中医药高级丛书. 中医诊断学. 第2版. 北京：人民卫生出版社 3. 李灿东. 新世纪创新教材. 中医诊断临床模拟训练. 北京：中国中医药出版社				
教研室主任意见			教学实施情况小结		

附：舌诊技能训练思考题

1. 影响舌象望诊真实性的因素有哪些？
2. 如何指导病人准确伸舌？
3. 望舌质包括哪些内容？
4. 刮舌法与揩舌法的临床意义是什么？
5. 如何观察舌下络脉？

第四章 脉 诊

脉诊又称切诊,是医生用手指对病人身体某些特定部位的动脉进行切按,体验脉动应指的形象,以了解健康或病情、辨别病证的一种诊察方法。脉诊有着悠久的历史,公元前5世纪,著名医家扁鹊擅长候脉诊病。《史记·扁鹊仓公列传》说:"今天下之言脉者,由扁鹊也。"《黄帝内经》记载了"三部九候"等脉法;《难经》弘扬"独取寸口"候脉言病。东汉张仲景确立了"平脉辨证"的原则。西晋王叔和著《脉经》,分述三部九候、寸口脉法等,确定了24种脉象,是我国现存最早的脉学专著。明代张景岳《景岳全书·脉神章》对脉神、正脉十六部、脉之常变、脉之顺逆与从舍等论述甚详。李时珍《濒湖脉学》撷取明代以前脉学精华,载27种脉,编成"七言诀",附有"四言举要",易于诵习。李士材《诊家正眼》增定脉象为28种。此外,李延昰《脉诀汇辨》、张澄《诊宗三昧》、黄宫绣《脉理求真》、周学霆《三指禅》等脉学专著,对于脉理辨析、临证经验互相印证,颇为实用。

脉诊需依靠医者手指的灵敏触觉加以体验而识别,因此学习脉诊既要熟悉脉学的基本知识,又要掌握切脉的基本技能,反复训练,仔细体会,才能逐步识别各种脉象,并有效地运用于临床。

第一节 脉诊的方法和注意事项

一、脉诊部位

自从《难经》提出"独取寸口"以来,中医临床脉诊主要是诊寸口脉。寸口又称气口或脉口。寸口诊法是指医生通过切按桡骨茎突内侧的动脉,诊查脉象,以推测人体生理、病理状况的一种诊察方法。

(一)寸口部位

寸口脉分为寸、关、尺三部。通常以腕后高骨(桡骨茎突)为标记,其内侧的部位关前(腕侧)为寸,关后(肘侧)为尺。两手各有寸、关、尺三部,共六部脉。寸、关、尺三部又可分为浮、中、沉三候。如图4-1所示。

(二)寸口分候脏腑

现在临床上通行的脏腑分候方法是:左寸候心,右寸候肺,并统括胸以上及头部的疾病;左关候肝胆,右关候脾胃,统括膈以下至脐以上部位的疾病;两尺候肾,并包括脐以下至足部的疾病。

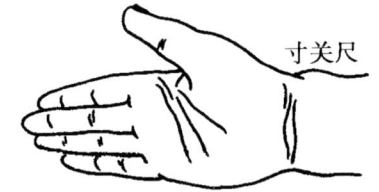

图4-1 寸口脉示意图

此外,也有不分寸、关、尺,但以浮、中、沉分候脏腑的方法,如以左手浮取候心、中取候肝、沉取候肾,右手浮取候肺、中取候脾、沉取候肾(命门)。

二、脉诊方法

(一) 诊脉时间

诊脉的时间，以清晨（平旦）未起床、未进食时为最佳。清晨未起床、未进食时，机体内外环境比较安定，脉象能比较准确地反映机体的基础生理情况，同时亦比较容易发现病理性脉象。但这样的要求一般很难做到，特别是对门诊、急诊的病人，要及时诊察病情，而不能拘泥于平旦。但是诊脉时应保持诊室安静，且应让病人在比较安静的环境中休息片刻，以减少各种因素的干扰，这样诊察到的脉象才比较真实。

医生对病人诊脉的时间一般应不少于50次脉跳的时间。每次诊脉每手应不少于1分钟，两手以3分钟左右为宜。诊脉时间过短，则不能仔细辨别脉象的节律等变化；诊脉时间过长，则因指压过久亦可使脉象发生变化，所诊之脉有可能失真。

(二) 病人体位

正坐平臂，直腕仰掌，与心齐平。指诊脉时病人的正确体位是正坐或仰卧，前臂自然向前平展，与心脏置于同一水平，手腕伸直，手掌向上，手指微微弯曲，在腕关节下面垫一松软的脉枕，使寸口部充分暴露伸展，气血畅通，便于诊察脉象。如果是侧卧，下面手臂受压；或上臂扭转，脉气不能畅通；或手臂过高或过低，与心脏不在一个水平面时，都可以影响气血的运行，使脉象失真。因此，诊脉时必须注意病人的体位，只有采取正确的体位，才能获得比较真切的指感。

(三) 医生指法

1. 布指　医患侧坐，左右交诊，中指定关，随按尺寸。指医生下指时，先以中指按在病人掌后高骨内侧动脉处，称为中指定关，然后用示指按在关前（腕侧）定寸，用无名指按在关后（肘侧）定尺。小儿寸口部位甚短，一般多用"一指（拇指或示指）定三关法"，而不必细分寸、关、尺三部。

2. 调指　臂长宜疏，身矮要密，指目候脉，三指齐平。指医生切脉时布指的疏密要得当，要与病人手臂长短和医生的手指粗细相适应，病人的手臂长或医生手指较细者，布指宜疏，反之宜密。

3. 运指　举轻按重，中取为寻，三指总按，一指单诊。指医生布指之后，运用指力的轻重、挪移及布指变化以体察脉象。常用的指法有举、按、寻、总按和单诊等。

(1) 举法：指医生的手指用较轻的力按在寸口脉搏跳动部位以体察脉象。用举的指法取脉又称为"浮取"。

(2) 按法：指医生手指用力较重，甚至按到筋骨以体察脉象。用按的指法取脉又称为"沉取"。

(3) 寻法：寻即寻找的意思，指医生手指用力不轻不重，按至肌肉，并调节适当指力，或左右推寻，以细细体察脉象。用力不轻不重，按至肌肉而取脉，称为"中取"。

(4) 总按：即三指同时用大小相等的指力诊脉的方法，从总体上辨别寸、关、尺三部和左、右两手脉象的形态、脉位、脉力等。

(5) 单诊：用一个手指诊察一部脉象的方法。主要用于分别了解寸、关、尺各部脉象的位、次、形、势等变化特征。

临床时一般三指均匀用力，但亦可三指用力不一，总按和单诊配合运用，以求全面捕获脉象信息。

4. 平息　医息调匀，以息计数，五十脉动，脉始清晰。指医生在诊脉时要保持呼吸调匀，清心宁神，以自己的呼吸计算病人的脉搏至数。平息的主要意义有二：一是指以医生的一次正常呼吸为时间单位，来检测病人的脉搏搏动次数。正常人呼吸每分钟16～18次，每次呼吸脉动4次，间或5次，正常人的脉搏次数为每分钟60～90次。由此可见，凭医生的呼吸对病人的脉搏进行计数的方法是有科学根据的。另一方面，在诊脉时平息，有利于医生思想集中，专注指下，以仔细地辨别脉象，即所谓"持脉有道，虚静为保。"诊脉时最好不要参入问诊，以避免医生分散精力，避免病人由于情绪的波动而引起脉象变化。指息之后，位数形势，反复操练，细心体察。

三、脉诊的注意事项

1. 脉诊环境　脉诊应该在安静的环境下进行，同时应注意调节室温，以确保病人在舒适环境中诊脉。

2. 病人情绪　病人必须平心静气，自然放松。如果急走远行或情绪激动时，应让其休息片刻，待其平静后方可诊脉，以避免干扰。

3. 脉诊体位　保持正确的脉诊体位，不要让病人坐得太低或太高，以保证手臂与心在同一水平上，不要佩戴手表或其他首饰诊脉，也不要将一手搭在另一手上诊脉，以避免脉管受到压迫。

4. 医生情志　医生应调匀呼吸，静心凝神，悉心从寸关尺、浮中沉中体会病人的脉象。

5. 脉诊时间　平旦诊脉，或要求病人在相对安静适宜的环境中诊脉，每次诊脉保证时间，并可根据病情的需要适当延长。

6. 诊脉手指　在诊脉时，医生需注意修齐指甲，以避免对病人的损伤，同时也避免携带病菌；在天气寒冷时，医生应注意保持双手的温度，以减少对病人的刺激，避免对脉象的影响。

四、脉诊易犯的错误

(一) 操作准备

1. 医生在诊脉前没有修短自己的指甲。指甲过长不仅不能使医生的指目贴近脉搏，而且易划伤病人手腕的皮肤。

2. 在寒冷季节，医生在诊脉前没有捂热自己的手掌手指。用冰冷的手指诊脉，不仅会引起病人的反感，而且更会刺激病人的皮肤，影响脉搏的跳动而使脉搏失真。

3. 诊脉用的脉枕不当，过大、过小或过硬，有的甚至用书籍做脉枕等，均会使病人的手腕不自然而影响脉象的真实性。

(二) 操作规程

1. 诊脉的时间　对于远行、疾走、刚做完剧烈运动、刚刚争吵或哭泣、刚进食后，特别是热饮、喝酒等病人立即进行诊脉，都是非真实脉象的反映，可能会导致误诊。

2. 脉诊的体位

(1) 医生的体位：①医生站立或斜坐，或与病人并排坐、站。体位不规范则无法正确地运用指法。②医生或病人的手臂均未平放在诊桌之上，而是悬于空中诊脉。悬空诊脉不仅使病人有不舒适的感觉，而且更因上举而使肌肉紧张，使脉搏受到影响而致脉象发生变异。③医生用左手诊病人的左手，用右手诊病人的右手。如此，会导致医生下指的方向错误，或示指、无名指所切的部位错误。

（2）病人的体位：①诊脉时，病人腕上的挎包没有取下，腕上的手表和过紧的手链、手镯没有摘下，过紧的袖口没有松开等，均会使手臂的血管受到压迫而影响脉象的真实性。②病人的身体斜坐，或向后仰靠于诊椅上，或俯伏于诊桌上，或侧卧、俯卧于病床上。③病人的手臂向上伸、向下伸或弯曲，没有向前伸直，自然平放于桌上或床上，没有与心脏保持在同一水平。④病人的手腕弯曲或扭转，掌心向下，或紧握拳头，或五指用力张开等。

（三）平息

1. 医生诊脉时，同时对病人进行问诊。
2. 医生在诊脉时，同时进行病案书写。
3. 医生在诊脉时，同时与病人或旁人聊天，或查看各种检查报告，甚至做其他杂事。

（四）指法

1. 医生用一个或两个指头诊脉。
2. 诊脉时，三指伸直，没有弯曲，也不呈弓形，如此则不能保证三指同时触及脉位。
3. 医生下指方向错误，从病人手臂的内侧下指。
4. 医生下指时，没有先以中指定关，而是随意触按，则不能准确地把握寸、关、尺三部的定位。
5. 医生不以指目候脉，而以指腹候脉，甚至以指腹之上一节触脉，则脉动的感觉就会模糊，难以辨识。

（五）脉诊时间

1. 诊脉时间过短，每只手诊脉时间少于1分钟。
2. 医生在诊脉时，只诊一只手而漏诊另一只手。

第二节　脉诊内容

一、脉象要素

脉象是手指感觉到的脉搏跳动的形象，或称为脉动应指的形象。

传统脉象要素分为脉位、脉数、脉形、脉势，简称"脉象四要素"，也可细化为8个要素，即：脉位、脉率、脉力、脉宽、脉长、脉律、脉紧张度、脉流利度8个方面。

1. **脉位**　脉搏部位的浅深。脉位表浅为浮脉；脉位深沉为沉脉；不浮不沉为中脉。可描述为脉浮、脉中、脉沉。

2. **脉数**　包括脉率和脉律两个方面。脉率指脉搏的频率快慢，有数脉和迟脉；脉律指脉动节律的整齐度，节律不齐的有结脉、代脉和促脉。

3. **脉形**　包括脉宽和脉长两个方面。脉宽指脉体的宽窄，有洪脉和细脉；脉长指脉体的长短，有长脉和短脉。

4. **脉势**　包括脉力、脉流利度和紧张度。脉力指脉搏跳动应指的强弱，有实脉和虚脉；脉流利度指脉搏来势的流利程度，有滑脉和涩脉；脉紧张度指脉管紧张或迟缓的程度，有缓脉和弦脉。

二、正常脉象

正常脉象是指正常人在生理条件下出现的脉象，亦称为平脉。

1. 指感
(1) 脉位：不浅不深，脉位居中，尺脉沉取有一定的力量。
(2) 脉数：每分钟脉搏搏动在60～90次（小儿脉率较快），节律均匀，并无间歇。
(3) 脉形：不大不小，在寸、关、尺三部均可触及脉动。
(4) 脉势：脉搏从容和缓，柔和有力。
2. 特点　三部有脉，和缓有力。
3. 注意点　正常脉象并非固定不变的某一两种脉象，而是具有某些特征的脉象，因此有一定的变化范围和规律。

三、常见病脉

(一) 脉位异常

1. 浮脉
(1) 指感：①脉位——脉搏显现部位浅表。②脉势——不加压力即可感觉脉跳，加压后脉搏不如加压前明显。③脉形——搏动长度可及三部，脉宽大小等不拘。④鉴别——凡符合濡、芤、革、散、洪脉指感要求者不能判定为浮脉。
(2) 特征：轻取即得，重按稍减。
(3) 主病：表证，虚阳外越证。

2. 散脉
(1) 指感：①脉势——不加压力可感觉脉跳，加压则难感脉动；脉力强弱不匀。②脉数——节律不齐。③脉形——脉体软宽；脉长分布一般不会同时出现在三部。
(2) 特点：浮大无根散漫不齐。
(3) 主病：元气耗散，精气欲绝。

3. 芤脉
(1) 指感：①脉位——脉搏显现部位较浅。②脉势——诊脉时有中空的感觉，边硬中软；脉力不足。③脉形——脉管偏大。
(2) 特点：浮大而软，边实中空。
(3) 主病：失血津伤，阳气浮散。

4. 革脉
(1) 指感：①脉位——浮取搏指强直，边硬中空，如按鼓皮，内虚空而外绷急。②脉形——脉宽增大；脉长可及三部。③脉势——浮大无力。④鉴别——具有弦脉的特征。
(2) 特点：浮而搏指，中空外坚。
(3) 主病：亡血，失精，小产，崩漏。

5. 沉脉
(1) 指感：①脉位——轻触不能感觉脉搏搏动；中取时脉不明显；重取时脉象有力；加压到骨骼脉跳最明显；尚有进一步加压的余地。②脉形——搏动长度可及三部；脉宽大小等不拘。③鉴别——凡符合伏、牢、弱脉诊断要求者不判定为沉脉。
(2) 特点：轻取不应，重按始得。

(3) 主病：里证。

6. 伏脉

(1) 指感：①脉位——轻触脉诊部位，不加压力不能感觉脉搏搏动；加压到一定程度后（按到骨骼）脉搏跳动才明显；没有进一步加压的余地。②脉势——伏脉并非无脉，而是脉搏搏动较微弱。③脉形——脉及三部。

(2) 特点：按之似无，着骨乃得。

(3) 主病：邪气内伏（邪闭、厥病、痛极）。

7. 牢脉

(1) 指感：①脉位——轻触脉诊部位不能感觉脉搏搏动；中取时脉不明显；沉取脉搏搏动明显具有沉脉特征。②脉势——重取时脉象有力，脉管紧张度较高，脉搏有平直弦脉特征。③脉形——脉长超过三部。

(2) 特点：实大弦长，沉居不移。

(3) 主病：阴寒内积，阳气沉潜。

(二) 脉率异常

1. 迟脉

(1) 指感：①脉数——每分钟脉搏搏动不足 60 次；脉律基本规整，无间歇。②脉形——脉象形态不拘。

(2) 特点：脉来缓慢，息不足四。

(3) 主病：寒证。

2. 缓脉

(1) 指感：①脉数——每分钟脉搏搏动在 60～71 次之间；脉搏无间歇。②脉形——脉宽可略大于正常。③鉴别——平缓脉指下感觉可与平脉类似。

(2) 特点：脉来和缓或脉势纵缓。

(3) 主病：脉有胃气或脾虚湿困。

3. 数脉

(1) 指感：①脉数——每分钟脉搏搏动在 91～120 次；脉律规整，无间歇。②脉形——脉搏形态不拘。③脉势——脉搏脉力不拘。④鉴别——凡符合动脉诊断要求者不判定为数脉。

(2) 特点：脉来急促，息五六至。

(3) 主病：热证。

4. 疾脉

(1) 指感：①脉数——每分钟脉搏搏动在 120 次以上。脉律基本规整，无间歇。②脉形——脉来急速，有滑脉样感觉。

(2) 特点：脉来急疾，息七八至。

(3) 主病：阴阳脱竭。

(三) 脉律异常

1. 促脉

(1) 指感：①脉数——每分钟脉搏搏动在 90～160 次；伴有无规律提前搏动和代偿间歇。②脉形——脉宽无明显异常。

(2) 特点：快有歇止，止无规律。

（3）主病：阳盛实热或实邪阻滞。

2. 结脉

（1）指感：①脉数——每分钟脉搏搏动在 60 次左右；伴有无规律提前搏动和代偿间歇。②脉形——脉宽无明显异常。

（2）特点：慢有歇止，止无规律。

（3）主病：阴盛气结或瘀、痰、食、寒。

3. 代脉

（1）指感：①脉数——每分钟脉搏搏动在 60 次左右；有规律性间歇，间歇时间较长。②脉势——脉力参差不均，强弱交替，总体偏弱。

（2）特点：缓有歇止，止有规律。

（3）主病：脏气衰微或痹伤七情。

（四）脉宽异常

1. 洪脉

（1）指感：①脉位——浮取脉搏搏动明显。②脉势——脉搏搏动有力；大起大落，有来盛去衰的感觉。③脉形——脉宽大于正常；脉长超逾三部。

（2）特点：宽大有力，来盛去衰。

（3）主病：阳明热盛或气分热盛。

2. 大脉

（1）指感：①脉形——脉宽大于正常。②脉势——脉搏搏动有力，但平静，并无来盛去衰的感觉。

（2）特点：脉体宽大，并无涌势。

（3）主病：体魄健壮或病情加重。

3. 细脉

（1）指感：①脉形——脉管较细，脉宽小于正常；脉长可及三部。②脉势——可清楚感觉到脉搏搏动。

（2）特点：细小如线，应指明显。

（3）主病：气血两虚或脾虚湿阻。

4. 濡脉

（1）指感：①脉位——轻触即感脉搏搏动，加压后搏动感或反不如前，中按则无明显脉搏。②脉势——软而无力。③脉形——脉宽小于正常，但脉长可及三部。④鉴别——具有浮脉特征；具有细脉特征。

（2）特点：浮而细软，应指少力。

（3）主病：诸虚、湿困。

5. 弱脉

（1）指感：①脉位——轻触无明显脉搏搏动，中取脉搏搏动不明显，重取时可感觉脉搏搏动。②脉势——软而无力。③脉形——脉宽小于正常，但脉长可及三部。④鉴别——具有沉脉特征；具有细脉特征。

（2）特点：沉细而软，应指少力。

（3）主病：久病虚弱。

6. 微脉

(1) 指感：①脉势——脉搏搏动不清晰，极其微弱；重按起落不明显，似有似无。②脉形——脉管极细极软；脉宽小于正常。③脉数——节律不匀；至数不清。

(2) 特点：极细极软，按之欲绝。

(3) 主病：正气将绝或阳气暴脱。

（五）脉长异常

1. 长脉

(1) 指感：①脉形——脉长超过寸、关、尺三部；脉宽略大于正常。②脉势——力量中等。③脉位——中取明显。

(2) 特点：脉体较长，超过三部。

(3) 主病：阳实热证或健康人。

2. 短脉

(1) 指感：①脉形——脉长不足寸、关、尺三部；脉宽略小于正常。②脉势——力量中等或有不足之感。③脉位——中取明显。

(2) 特点：脉部较短，不足本位。

(3) 主病：气病（气虚或气郁）。

（六）脉力异常

1. 虚脉

(1) 指感：①脉势——三部脉应指无力，按之空虚，感觉脉搏无力。②脉形——脉宽可大于正常或小于正常；脉长可及三部。

(2) 特点：举之无力，按之虚软。

(3) 主病：虚证（多为气血两虚）。

2. 实脉

(1) 指感：①脉势——切脉时浮取、中取、沉取皆有力，其势来去皆盛。②脉位——寸、关、尺均有明显脉搏搏动。③脉形——脉体较之平脉宽大。

(2) 特点：举按有力，应指充盛。

(3) 主病：实证。

（七）脉流利度异常

1. 滑脉

(1) 指感：①脉势——指下有流利感，应指圆滑，脉搏搏动有回旋前进的感觉。②脉数——有脉率快于实际脉率感觉。③脉位——浮、中、沉取，皆可呈现滑利之脉。

(2) 特点：往来流利，应指圆滑。

(3) 主病：痰饮、食积；常脉、妊娠。

2. 动脉

(1) 指感：①脉势——指下滑数如珠；脉势有力。②脉数——每分钟脉搏搏动在91～120次；脉律规整，无间歇。③脉形——切脉时寸、尺不显，关部明显；脉宽近似正常。④鉴别——具有滑脉特征，数脉特征，短脉特征。

(2) 特点：滑数且短，仅见关脉。

(3) 主病：惊恐、疼痛。

3. 涩脉

(1) 指感：①脉数——脉率有慢感（每分钟72次）；脉律不齐（脉率差＞每5秒1次）。

②脉形——脉体较细。③脉势——脉来涩滞不畅,脉搏起伏徐缓;脉搏力量不均匀。

(2) 特点:细迟不畅,律、力不匀。

(3) 主病:气滞血瘀或精伤血少。

(八)脉紧张度异常

1. 弦脉

(1) 指感:①脉势——脉管紧张度较高,如按琴弦;脉搏有平直感,直起直落。②脉形——脉长及三部,甚至超过三部;脉宽一般正常。③脉位——浮、中、沉三候均可见弦脉,但以中、沉取多见。

(2) 特点:端直以长,如按琴弦。

(3) 主病:肝胆病、诸痛证或痰饮。

2. 紧脉

(1) 指感:①脉势——脉管紧张度高,如按转索;脉搏有平直感与跳动感。②脉形——脉长逾于三部;脉宽一般正常;脉管与周围组织截然分明。③脉位——以浮取较明显。

(2) 特点:绷急弹指,如按转索。

(3) 主病:实寒、痛证。

第三节 脉诊技能训练

一、脉诊方法训练

(一) 训练目的

1. 注意诊脉的部位、时间和体位对脉诊的影响。
2. 建立常规的诊脉意识,熟悉诊脉的指法技巧。
3. 掌握"四要素诊脉法",即从脉位、脉数、脉形、脉势把握脉象的特点。

(二) 实例来源

参加实训教学的全体学生。

(三) 训练方法

1. 实训学生互相组合,两两为一组,相互体会。
2. 学生按传统的脉诊方法进行,对接受检查者填写"脉诊技能训练记录"表。
3. 带教老师对其中典型脉象者作出复诊诊断。

二、脉象识别训练

(一) 训练目的

训练学生对常见脉象进行辨识。

(二) 实例来源

1. 在诊脉方法训练中筛选出来的典型脉象学生4～5位。
2. 本组学生中"感冒"、"发热"病症的学生自愿者1～2位。

（三）训练方法

1. 确定脉象　带教老师首先确定5位受检者学生的脉象。
2. 体会脉象　在带教老师的指导下，分别对上述5位学生的脉象进行体会，并分别记录其脉象。
3. 一次盲切　挂起布帘，5名受检者随机排列并编号，从布帘后伸出10只手，实训同学依次诊脉，当场记录所诊断脉象。
4. 二次盲切　带教老师再次改变受检者顺序，重新进行编号，由实训学生进行诊脉，重新确认号码的顺序，并记录下来。
5. 记录结果　填写"脉象技能训练记录"。

三、脉象技能训练记录

学生姓名：_____ 年级：_____ 专业：_____ 学号：_____
性别：_____ 年龄：_____

（一）诊脉方法训练

	要素	左手寸口脉	右手寸口脉
总按	脉位		
	脉率		
	脉律		
	脉宽		
	脉长		
	脉力		
	流利度		
	紧张度		
单诊	寸部	关部	尺部	寸部	关部	尺部
平息	第一次		第二次		平均	
	至/息		至/息		至/息	

（二）脉象识别训练

依次对5名受检学生诊脉，并按顺序即时填入下表。

编号	第一次诊脉		编号	第二次诊脉	
	左手	右手		左手	右手
1			1		
2			2		
3			3		
4			4		
5			5		

第四节 典型案例分析

一、以症测脉

案例1

赵某,女,41岁。牙龈出血,面黄,四肢乏力4个月。病人3年前一次感冒后出现鼻出血,量多,此后常在皮肤上发现散在的出血点,刷牙时齿龈偶有出血,虽经中西药治疗,但无显效。近4个月来,面色萎黄,头晕眼花,心悸心慌,神疲乏力,不欲饮食,多食则腹胀不舒,大便稀溏,月经量增多,历十余日方净,月经色淡,舌淡白,苔薄白。

问题:
1. 病人可能的脉象。
2. 病人可能的证候诊断。

案例2

王某,男,45岁,工人。胃痛3天。素体健壮,嗜食辛辣。近3天来自觉胃脘灼痛,吞酸嘈杂,消谷善饥,渴喜冷饮,伴牙龈肿痛,口臭,大便干结,小便短黄,舌红苔黄。

问题:
1. 病人可能的脉象。
2. 病人可能的证候诊断。

案例3

孙某,男,43岁,农民。3年前头部外伤,当即昏倒,神志不清约半小时,醒后觉头昏头胀,头痛。现症见头痛头胀,时轻时重,甚者头痛如劈如刺,夜不能寐,舌边有紫斑,舌下络脉青紫增粗,苔薄白。

问题:
1. 病人可能的脉象。
2. 病人可能的证候诊断。

二、以脉测证

案例1

竺某,女,67岁,家庭妇女。头晕、头痛9年,加重2周。反复发作头晕头痛9年,时轻时重,曾用过多种中西药,效果不显。最近2周来头晕加重,目眩耳鸣,腰膝酸软,头重脚轻,项背拘紧不适,心烦心悸,急躁易怒,脉弦。

问题:
1. 还可能存在的症状。
2. 病人可能的证候诊断。

案例2

石某,男,60岁,会计师。咳嗽气喘反复发作12年,加剧1周。患"慢性支气管炎"已12年。咳喘频作,冬春季加重,入暖减轻;晨起剧咳,午时较舒。近1周来咳喘加剧,气促,自觉气不接续,呼多吸少。每晨起床咳喘时颈粗面红,头汗溱溱,溺随咳出,伴腰膝酸软，舌苔白滑，脉沉有力。

问题：

1. 还可能存在的症状。
2. 病人可能的证候诊断。

第五节　脉诊技能训练教案示例

课程名称	中医诊断学模拟实训		带教老师姓名		教研室	中医诊断学教研室
教学对象				授课时间		
教学课题	脉诊实训		教学时数	3	教材版本	
教学目的要求	掌握：脉诊的技能、方法和注意事项，规范、熟练地进行脉诊 熟悉：常见脉象要素特征和正常脉象 了解：常见脉象的诊察与判断					
教学内容提要	1. 脉诊的内容、方法与技巧、注意事项 2. 脉诊实训：脉象要素识别、诊脉方法训练、常见脉象识别 3. 脉诊思考训练					
重点难点	重点：脉诊方法与注意事项 难点：常见脉象辨识					
教学组织设计	第一部分　多媒体集中示教1（20分钟） 一、脉诊的方法与注意事项 1. 脉诊的方法 2. 脉诊注意事项 二、脉诊的基础知识 第二部分　分组训练（80分钟） 1. 脉象要素识别及诊脉方法训练：学生2人为1组，训练正确的诊脉方法 2. 在诊脉方法训练中筛选出来的典型脉象学生4～5位，带教老师首先确定5位受检学生的脉象，学生10～15人为1组进行分组，在带教老师指导下依次对受检者脉象进行体会（两次盲切） 第三部分　多媒体集中示教2（15～20分钟） 1. 总结存在的问题 2. 脉症关系思考训练					
复习要点	1. 脉诊的内容、方法与技巧、注意事项 2. 常见脉象要素特征和正常脉象 3. 如何体会诊脉的程序与方法 4. 脉象的基本要素是什么？如何体会 5. 二十八脉的名称、特点和主病是什么					
参考书目	1. 朱文锋. 中医诊断学. 上海：上海科学技术出版社 2. 朱文锋，袁肇凯. 中医药高级丛书. 中医诊断学. 第2版. 北京：人民卫生出版社 3. 李灿东. 新世纪创新教材. 中医诊断临床模拟训练. 北京：中国中医药出版社					
教研室主任意见			教学实施情况小结			

附：脉诊技能训练思考题

1. 何谓平息，正常人平息脉次为多少？
2. 怎样理解"诊法常以平旦"的意义？
3. 脉象的基本要素是什么？怎样体会？
4. 二十八脉的名称、指感特点和主病各是什么？
5. 怎样进行脉症从舍？

第五章 闻　　诊

闻诊包括听声音和嗅气味两个方面的内容，是医生通过听觉和嗅觉了解由病人发出的各种声音和气味，以诊察疾病的方法。听声音包括诊察病人的声音、呼吸、语言、咳嗽、心音、呕吐、呃逆、吸气、太息、喷嚏、哈欠、肠鸣等各种响声。嗅气味包括嗅病人身体发出的异常气味、排出物的气味及病室的气味。

人体的各种声音和气味，都是在脏腑生理活动和病理变化过程中产生的，所以鉴别声音和气味的变化，可以判断出脏腑的生理和病理变化，为诊病、辨证提供依据。闻诊是诊察疾病的重要方法之一，颇受历代医家重视。早在《黄帝内经》中就有根据病人发出的声音来测知内在病变的记载，如《素问·阴阳应象大论》提出以五音、五声应五脏的理论；《素问·脉要精微论》以声音、语言、呼吸等来判断疾病过程中正邪盛衰状态。东汉张仲景在《伤寒论》和《金匮要略》中也以病人的语言、咳嗽、喘息、呕吐、呃逆、肠鸣、呻吟等作为闻诊的主要内容。后世医家又将病体气味及病室气味等列入闻诊范围，从而使闻诊从耳听扩展到鼻嗅。正如清代王秉衡所说："闻字虽从耳，但四诊之闻，不专主于听声也。"现代还可借助听诊器等，帮助提高对内脏声音的听诊水平。

在临床上闻诊应在较安静适宜的环境中进行，医生在进行其他诊法的过程中，还应当用心听病人所发之声音和嗅病人所发出的气味，必要时应结合问诊以进行资料的补充。临床上存在着忽视闻诊的现象，例如：在病人叙述病史的过程中，时时叹气（太息），医生却没有注意。又如：咳嗽病人咳声的强弱、高低对于辨证有着重要的指导意义，但是未能引起医生的高度重视，这样必然会影响四诊资料的完整性。所以，要求医生除了"口勤"、"手勤"外，还要"耳灵"、"鼻灵"。

第一节　闻诊的方法和注意事项

一、闻诊准备

要创造良好的闻诊环境。闻诊应在单独的诊室中进行，首先要检查诊室是否通风透气、空气是否清新、有无异常气味的污染，要尽量避免人多拥挤嘈杂、空气不流通的情况，为进行闻诊创造一个良好的环境。

进行闻诊时，医生自身的感觉器官（耳及鼻）必须保持正常状态，接诊前医生应尽量注意避免进食大蒜、韭菜、榴莲等有特殊气味的食物，更不能吸烟、饮酒，以免自身产生不良气味而干扰和妨碍了对病人的诊察。

一般情况下，闻诊与望诊、问诊、切诊同步进行，医生在望诊、问诊、切诊的同时通过自己的感觉器官（耳及鼻）来听病人发出的声音，嗅察病人身体及排出物的气味。听声音的诊察对病人的体位姿态没有特殊要求，但最好能与病人保持合适的距离，以便于对病人声音的高低、强弱、清浊、缓急等变化进行诊察；嗅气味包括病人身体的气味以及所住病房的气味，若对病人身体某些隐蔽部位散发的异常气味进行诊察时，可要求病人给予适当的配合，以免出现误诊、漏诊。

二、闻诊的注意事项

（一）注意正常声音的生理差异

1. 性别　男女性别不同，发声器官和脏腑气血有明显差异，故其声音具有不同特点。一般男性多声低而浊，女性多声高而清。属生理现象。

2. 年龄　儿童稚阴稚阳之体，声音尖利清脆；老年人精气渐衰，脏腑功能渐弱，发声质浑厚而低沉；青壮年气血充盛，脏腑功能较强，发声则洪亮清晰。

3. 情志　语声与情感变化密切相关，如喜时发声欢悦而和畅，怒时发声忿厉而急疾，悲哀发声悲惨而断续，敬则发声正直而严肃，爱则发声温柔而和悦。

4. 禀赋　由于先天禀赋体质的差异，语声可有较大的差别。如先天性声音嘶哑、男声似女声的表现等。这些声音情况虽见异常，但一般无临床意义。

（二）注意饮食环境对气味的影响

1. 饮食因素　正常人身体一般无异常气味，但若进食大蒜、韭菜、榴莲等有特殊气味的食物，或吸烟、饮酒后，口中可散发相应的气味，不属病态。

2. 气候因素　夏季气候炎热，出汗过多，未及时淋浴时身体所散发的汗味，亦应与病理之汗味相鉴别。

3. 环境因素　有的人居住地卫生环境较差，或在室内存放有汽油、油漆等化学物品，接触其或走入其室内可闻到相应气味异常，亦应注意鉴别。

三、闻诊的操作方法

闻诊中的"闻"包括听声音和嗅气味两个方面。听声音是通过医生的听觉器官来听病人发出的声音，嗅气味是通过医生的嗅觉器官来嗅病人身体及其排出物的气味，这一诊察方法在诊断疾病过程中起到很重要的作用。在应用这一诊法时应注意掌握以下几方面的技巧。

（一）听声音

1. 注意发声的高低　医生在听病人讲述病情时，若病人发声高亢有力者，多为阳证、实证、热证；发声低微细弱者，则为阴证、虚证、寒证。

2. 注意语言的多寡　若病人自述病史语言连续多言者，是阳盛气实、功能亢奋的表现；断续懒言者，是禀赋不足、气血虚损的征象。

3. 注意呼吸的气息　一般情况下，呼吸气粗，疾出疾入为实；呼吸气微，徐出徐入为虚。但临床亦可见久病肺肾之气欲绝，气粗而断续者为假实之证；温热病热在心包，气微而昏沉者为假虚之证，须注意结合其他三诊进行鉴别。

4. 注意咳声及咳痰　若听到病人咳声重浊，考虑多为外感风寒或痰湿聚肺；咳声低微为肺气虚损；咳声不扬，多为热邪犯肺，肺津被灼；干咳无痰，多为燥邪犯肺或阴虚肺燥；咳声沉闷，痰多易咯，多为痰湿阻肺。特别要注意的是，咳嗽常伴咳痰，故闻诊除听辨咳声外，必须结合痰的量、色、质等异常变化，以及发病的时间、兼症等，以辨别病证的寒热虚实。

5. 注意呕吐的缓急　一般情况下，吐势徐缓，声音微弱，多为虚寒证；吐势较猛，声音壮厉,多为实热证。总之呕吐暴病者多实,久病者多虚。但临床尚需根据呕吐的声音、吐势、呕吐物的性状、气味来辨病证的寒热虚实。

(二) 嗅气味

1. **注意口气生理与病理的不同** 生理性的口气异常,多见于正常人进食大蒜、韭菜、榴莲等有特殊气味的食物,或吸烟、饮酒后,口中散发出相应的气味;而病理性口气异常,轻者多见于口腔不洁、龋齿及消化不良,重者多属胃热、食积或内有疮疡溃脓所致。

2. **注意汗气生理与病理的不同** 一般人在体力活动、气候炎热、衣被过厚等情况下出汗较多,若未及时清洗,会有轻微汗气;但若汗气腥膻或阵阵膻臊难闻,则多因湿热郁蒸所致。

3. **注意环境的影响** 有的人居住地卫生环境较差,或在室内存放有汽油、油漆等化学物品等,接触其或走入其室内可闻到相应气味异常,亦应注意鉴别。

4. **注意四诊合参** 对口、鼻或身体其他隐蔽部位发出的异常气味,不应局限于闻诊,而应结合望诊、问诊、切诊进行综合诊察,以作出正确诊断。

第二节 闻诊的内容

一、听声音

(一) 正常声音

正常语声表现为发声自然、应答切题、语音清晰。由于性别、年龄、身体等形质禀赋之不同,可有所差别。

(二) 病变声音

病变声音,指疾病反映于声音上的变化,表现为语声异常或出现本不该有的声音。听诊的内容主要包括病人言语、气息,以及咳嗽、呕吐、呃逆、嗳气等声音的高低、强弱、清浊、缓急等的变化。

1. **发声异常**

(1) 音哑与失音:声音嘶哑称音哑或声嘶,语而无声者称失音。音哑与失音病因病机基本相同,病位在肺,急性、实证属"金实不鸣",慢性、虚证属"金破不鸣"。

(2) 鼻鼾:俗称"打呼噜"。鼻鼾多见于形体肥胖及鼻咽部疾患之人,常为痰气交阻息道不畅所致。

(3) 太息:太息又称"叹气",为气机不畅所致。以肝郁多见。

(4) 惊呼:小儿睡时惊呼,夜啼,多见于受惊;成人惊呼多因惊恐或精神失常。

2. **语言异常**

(1) 谵语与郑声:谵语多属实证、热证;郑声多属虚证。谵语与郑声均属危重病情,是失神的不同表现。

(2) 夺气、言謇、独语和错语:夺气是宗气大虚之征;言謇可见于因习惯而成的正常人、舌系带过短之人或中风后遗症病人;独语和错语均有虚实的不同,实证多因痰浊、瘀血,但多见于老年人或久病体弱之人,为神气不足所致。

(3) 狂言:主要见于狂证,俗称"武痴"、"发疯"。

3. 呼吸异常

（1）喘：又称"气喘"，可见于多种急性或慢性肺脏疾病。新病气喘，多见实证；久病气喘，多见虚证。

（2）哮：可分为冷哮和热哮。哮不同于喘，而哮以哮鸣音为特征，两者可同时出现，故古人有"喘不兼哮，哮必兼喘"之说。

（3）短气：有虚实之分，但以肺气不足为多。

（4）少气：为诸虚劳损之象。

4. 咳嗽　是肺失宣降，肺气上逆的表现。可根据声音属性、咳声特点以及其他诊法的内容进行分析。

5. 呕吐、嗳气与呃逆　呕吐、嗳气与呃逆均为胃气上逆所致。由于导致胃气上逆的原因不同，要根据所发出的声响大小、伴随气味以及兼见症状区分疾病的寒热虚实。

二、嗅气味

嗅气味，主要是通过嗅病人病体、排出物、病室等的异常气味，以了解病情、诊断疾病的方法。由于条件限制，许多情况下，异常气味是由病人直接告诉医生的，也应参照闻诊的内容进行辨证。

（一）病体气味

1. 口气　是指病人张口时，口中发出臭秽之气，或称口臭。正常人说话时没有口气。口气多见于口腔本身的病变或胃肠有病之人。

2. 汗气　指汗液的气味，汗有腥膻味，属风湿热久蕴皮肤所致。

3. 鼻臭　是指鼻腔呼气时有臭秽气味。如伴见流浊涕经常不止的为鼻渊；如口鼻呼出之气带有烂苹果味，是糖尿病酮症酸中毒；若呼气带有大蒜味，可能见于有机磷中毒；若呼气带有尿臊气，甚则身体也发出此味，多见于肾衰尿毒症。

排出物的气味，病人能自觉。因此，对于排出物如痰涎、大小便、妇人经带等的异常气味，可以通过问诊得知。一般而言，湿热或热邪致病，其排出物多混浊而有臭秽、难闻的气味；寒邪或寒湿邪气致病，其排出物多清稀而味腥或无特殊气味。

（二）病室气味

病室的气味由病人身体或其排出物等发出所导致。室内有血腥味，多是失血证所致。室内有腐臭气味，多为疮疡溃烂腐败所致。室内有尸臭气味，是脏腑败坏所致。室内有尿臊气味，多见于遗尿病人或肾衰尿毒症。室内有烂苹果气味，多见于糖尿病酮症酸中毒。此外，病室的气味有时候对于判断病因也是十分重要的，例如一氧化碳中毒、农药中毒等，通过对病室气味的了解，就能作出大致判断。

总之，病体、病室气味或是分泌物、排泄物的气味，都应结合问诊和望诊进行判断，若臭味比较明显，分泌物、排泄物色黄黏稠，不易排出者，多为实证、热证；反之，臭味不明显，分泌物、排泄物色白清稀，容易排出者，多为虚证、寒证。

第三节 闻诊技能训练

一、闻诊声像训练

(一) 训练目的

1. 掌握常见正常声音、病变声音、呼吸、语言、咳嗽、呕吐、呃逆、嗳气、叹息、喷嚏、哈欠、肠鸣等各种声响的声像特点。
2. 能根据各种声像进行辨别。

(二) 实例来源

闻诊实例来源于训练系统中的声像资料。

(三) 训练方法

闻诊训练采用多媒体集中示教。

1. 闻诊声像训练　由带教老师提供常见的音像片段，要求学生对每一音像片段逐一进行辨析，然后由带教老师进行点评。
2. 闻诊声像辨识　播放10段音像片段，按其编号将辨识的结果填写在试验报告上，要求独立完成。

二、闻诊气味训练

(一) 训练目的

1. 掌握常见病体气味如口臭、汗气、鼻臭、排出物（痰液、大小便等）和病室气味如血腥味、尿臊味、腐臭味、烂苹果味等气味特点。
2. 能根据各种气味特点进行辨别。

(二) 实例来源

闻诊实例来源于训练系统中各种模拟气味标本。

(三) 训练方法

1. 分组实物训练　将实训同学分为两组，分别由两位带教老师现场进行实物分析。
2. 气味标本辨识　带教老师现场分析后，再由同学自行学习5～10分钟。再分为小组（每组5～10人）进行实物标本辨识。

三、闻诊训练记录

学生姓名：_____　年级：_____　专业：_____　学号：_____

(一) 声音辨识

编号	主题	声像特点	编号	主题	声像特点
1			6		
2			7		
3			8		

续表

编号	主题	声像特点	编号	主题	声像特点
4			9		
5			10		

(二) 气味辨识

编号	主题	气味特点	编号	主题	气味特点
1			6		
2			7		
3			8		
4			9		
5			10		

第四节 典型案例分析

案例1

李某，男，63岁。半月前因受凉后出现咳嗽频作，甚则呼吸困难、短促急迫的症状。自服"急支糖浆"未效，遂来就诊。现症：咳吐大量白色黏痰，继而胸闷，憋气，形寒肢冷。体格检查：病人喘息不止，张口抬肩，喉间痰鸣，舌色淡白，苔白腻，脉滑，颈静脉怒张，桶状胸，听诊双肺可闻及肺底细湿啰音，心律齐，呼吸25次/min。

问题：

1. 病人所患病症如何？
2. 哮和喘的闻诊特点有何不同？

案例2

王某，女，26岁。形体消瘦，潮热盗汗，干咳痰少，痰黏难咯，时有咳血，血色鲜红，咽干口燥，纳少乏力，小便短黄，大便干结。舌红无苔，脉细数。

问题：

1. 在以上临床表现中，哪些症状可以通过闻诊获得？
2. 导致该症状的病机是什么？怎样根据咳声的特点来区别病证的性质？

案例3

吴某，男，36岁，民工。1个月前因患"大叶性肺炎"住院治疗。出院后，一直食欲不振，胃脘不适，自认为病后体虚，大进温补之品，此后不仅未见好转，反见干呕时作，口渴心烦，胃脘隐痛，知饥而不欲饮食，大便干结，小便短黄，舌红少津，苔薄白，脉弦细偏数。

问题：

1. 病人进温补之剂后为何反出现干呕呃逆病情加重？
2. 干呕、呃逆、嗳气如何区别？

案例 4

李某，男，55 岁，工人。平时喜嗜烟酒，工作劳累，45 岁后动则气喘汗出，伴头晕目眩，耳鸣眼花，腰酸脚软，食欲不振，神疲乏力。查见面色淡白，形体瘦弱，脉弱沉细，两尺尤甚。

问题：

1. 通过闻诊可能听到该病人的声音有何特点？为什么？
2. 该病人最可能出现的舌象？
3. 实喘与虚喘如何区别？

案例 5

王某，男，30 岁。3 天前吃火锅，过食辛辣肥甘之品，当日即发生腹泻。自服黄连素、呋喃唑酮等西药治疗未效，今日腹泻加重伴呕吐前来医院就诊。自述腹痛，泻下急迫不爽，粪色黄褐，脘痞，泛恶呕吐，吐物酸臭秽浊，烦热口渴，肢体困重，肛门灼热，小便短黄，舌红苔黄腻，脉滑数。

问题：

1. 通过闻诊可能嗅到该病人的排出物有何气味？为什么？
2. 该病人最可能出现的舌象？辨析气味的一般规律是什么？

第五节 闻诊技能训练教案示例

课程名称	中医诊断学模拟实训	带教老师姓名		教研室	中医诊断学教研室
教学对象			授课时间		
教学课题	闻诊实训	教学时数	3	教材版本	
教学目的要求	1. 掌握：（1）闻诊的技能、方法和注意事项 　　　　（2）常见声音和气味的辨识 2. 熟悉：（1）哮和喘的区别 　　　　（2）常见咳声的特点、临床意义 3. 了解：闻诊的临床意义				
教学内容提要	1. 闻诊的基本内容 2. 闻诊的模拟训练 3. 闻诊的思考训练				
重点难点	重点：闻诊的技能、方法和注意事项 难点：各种声像和气味的辨识				
教学组织设计	第一部分　多媒体集中示教 1 1. 闻诊的方法与注意事项 （1）闻诊的方法（结合闻诊训练系统示范教学） （2）闻诊的注意事项 2. 闻诊的内容 第二部分　分组训练				

续表

教学内容提要	学生按10～15人为1组进行分组，在带教老师的指导下进行模拟训练，训练闻诊的技能与技巧 1. 声音听诊 (1) 目的：训练学生闻诊方法和气味辨识 (2) 方法：学生10～15人为1组，带教老师和学生共同对声音与气味进行识别 2. 气味辨识 第三部分　多媒体集中示教2 1. 总结闻诊方法中存在的问题 2. 带教老师点评，要求学生将点评后内容写成实验报告
复习要点	1. 闻诊的内容、方法与技巧、注意事项 2. 听声音、嗅气味
参考书目	1. 朱文锋. 中医诊断学. 上海：上海科学技术出版社 2. 朱文锋，袁肇凯. 中医药高级丛书. 中医诊断学. 第2版. 北京：人民卫生出版社 3. 李灿东. 新世纪创新教材. 中医诊断临床模拟训练. 北京：中国中医药出版社
教研室主任意见	教学实施情况小结

附：闻诊技能训练思考题

1. 闻诊的内容主要包括哪些？
2. 哮和喘的区别？
3. 怎样根据咳嗽的特点来辨别病证性质？

第六章 按 诊

按诊是医生用手直接触摸或按压病人某些部位，以了解局部冷热、润燥、软硬、压痛、肿块或其他异常变化，从而推断疾病部位、性质和病情轻重等情况的诊察方法。按诊是切诊的重要组成部分，是诊法中不可忽视的重要环节。按诊能在望、闻、问、切的基础上进一步探明疾病的部位、性质和特征。如清代俞根初说："胸腹为五脏六腑之宫城，阴阳气血之发源。若欲知其脏腑何如，则莫如按胸腹。"

第一节 按诊的体位、手法与注意事项

一、病人的体位

根据检查目的和被检部位的不同，病人一般可取坐位、仰卧位或侧卧位。无论何种体位，病人的被检部位都要充分暴露。

（一）坐位

病人取坐位时，暴露被检部位，医生应面对病人而坐或站立进行。用左手稍扶病体，右手触摸按压某一局部。这种体位在中医临床中应用范围比较广，如头面、颈项、皮肤、手足、腧穴等部位的按诊。特点是比较方便，适合于一般门诊病人，缺点是腹部按诊会受到一定影响。

（二）仰卧位

病人采取仰卧位时，应全身放松，两手臂放在身旁，医生站在病人右侧，用右手或双手对被检部位进行切按。检查内脏及腹腔病变时，病人需仰卧屈膝，配合做深呼吸，使腹壁放松，便于探查腹腔深部情况。这种体位主要用于腹部和胸部检查。在检查过程中医生要注意随时观察病人的反应。

（三）侧卧位

右侧卧位按诊时，病人右下肢伸直，左下肢屈髋、屈膝；左侧卧位按诊时，病人左下肢伸直，右下肢屈髋、屈膝。医生一般立于病人的背后，用右手或左手进行触摸。此种方法，常用于腹部和胸部检查，特别是腹部的肿瘤和腹水的检查。

另外，临床上还可以根据需要采取立位、半卧位、肘膝位等体位进行检查。

二、按诊的手法

（一）触法

触法是医生以手指或手掌轻轻触摸病人局部皮肤，如额部、四肢及胸腹部的皮肤，以了解肌肤的凉热、润燥等，分辨病属外感还是内伤，是否汗出，以及阳气津血之盈亏等方面的情况。检查时应注意与医生自身体温的比较，及对病人的左右、内外、上下部位的比较。

（二）摸法

摸法是医生以手指稍用力寻抚局部，如胸腹、腧穴、肿胀部位等，来探明局部的感觉情况，如有无疼痛和肿物，范围、软硬及肿胀程度等，以分辨病位及虚实。

触法与摸法经常一并进行。通过触摸的检查，可以了解浅表组织有无异常以及病灶的大小、温度、硬度、移动度、波动感、压痛等情况。如小儿囟门大小、闭合与否；颈部瘰疬、瘿瘤等肿块的性质；皮肤的寒温、滑涩、润燥；以及骨伤科检查伤情，外科检查疮疡等，均需运用触摸手法进行检查。

（三）按法

按法也称按压法，是医生用手指或手掌用力按压或推寻局部，如胸腹部或腧穴或某一肿胀部位，了解有无压痛或肿块，肿块的形态、大小，质地的软硬、光滑度、活动程度；有无水肿、凹陷是否易起等。可以用一手或两手重叠，逐渐压向深部，触到深部脏器或肿块后，用自然并拢的第2～第4指的掌面贴紧皮肤滑动，以查明指下组织的张力、弹性，或肿块的大小、形状、硬软、表面平滑度、压痛及移动度等。也可用第2、第3指垂直用力，逐渐加强，以确定骨骼、肌肉、内脏等部位的压痛点。在腹部检查中触摸、按压常结合运用。

触、摸、按压的区别，表现在指力轻重不同，所达部位深浅有别。触者轻用力按皮肤，摸者稍用力达肌层，按者重指力诊筋骨或腹腔深部的情况。在按诊时，这几种手法常配合运用，一般是先触摸后按压，由轻而重，从健侧或健康部位开始，逐渐移向患侧或病变区域，由上而下地进行诊察。

（四）叩法

叩法又称叩击法。是医生用手叩击或拍打病人身体某部位，通过叩击声音、波动感以及病人的感觉，以判断病变部位和性质的一种检查方法。叩法有直接叩击法和间接叩击法两种。

1. 直接叩击法　是医生用中指指端轻轻地叩击或以并拢的第2～第5指的掌面拍打被检的部位，以协助判断病变部位和性质。如直接叩诊鼓胀病人腹部，根据叩击音和手感，可辨别气鼓或水鼓。

2. 间接叩击法　有拳掌叩击法和指指叩击法。

（1）拳掌叩击法：是医生用左手掌平贴在被检部位，右手握成空拳叩击左手背，边叩边询问病人的感觉，有无局部疼痛，医生根据病人感觉以及左手震动感，以推测病变部位、性质和程度。

（2）指指叩击法：是医生用左手中指第2指节紧贴被检部位，其他手指稍微抬起，勿与体表接触，右手指自然弯曲，第2、第4、第5指微翘起，以中指指端叩击左手中指第2指节前端，叩击方向应与叩击部位垂直，叩时应用腕关节与掌指关节活动之力，指力要均匀适中，叩击动作要灵活、短促、富有弹性，叩击后右手中指应立即抬起，以免影响音响。

三、按诊的注意事项

1. 手法要轻柔，要善于运用手指和腕部的力量，避免突然暴力。

2. 注意手掌的温度适宜，防止过冷过热的刺激。按压腹部时，手掌可随病人呼吸时腹壁起伏而顺势举按，比较容易触知腹内脏器或肿块形状。

3. 重视按诊的临床意义，尤其当病人具有寒热、疼痛、肿胀、肿块等症状时，应当主动进行按诊检查，尽可能全面收集病情信息，最大限度地避免误诊、漏诊。

4. 注意观察病人反应，边按诊边询问是否有压痛及疼痛程度，同时注意观察病人的反应及表情变化。还要边检查边注意对侧部位以及健康部位与疾病部位的比较，使病人能准确地反映病位的感觉。

5. 边检查边通过谈话了解病情，以转移病人的注意力，减少病人因精神紧张而出现的假象反应。

第二节 按诊的内容

按诊的运用相当广泛，临床常用的按诊检查有按额部、按头颈部、按胸胁、按脘腹、按肌肤、按手足、按腧穴、按耳穴、按二阴等。准确、细致的按诊能为临床辨证提供重要依据。

一、按胸胁

胸胁即前胸和侧胸部的统称。前胸即缺盆（锁骨上窝）至横膈以上。侧胸部又称胁部，即胸部两侧，由腋下至第11、第12肋骨端的区域。胸内藏心肺，胁内居肝胆，所以胸胁按诊在排除局部肌肤、骨骼之病变外，主要是诊察心、肺、肝、胆等脏腑的病变。按胸胁包括按胸部和按胁部两部分。

1. 按胸部　按胸部可了解心、肺、虚里及妇女乳房病变的情况。前胸高起、按之气喘者，为肺胀；叩之膨膨然、其音清者，可见于气胸；若按之胸痛、叩之音实者，常为饮停胸膈；胸部外伤则见局部青紫肿胀而拒按。

（1）按虚里：虚里位于左乳下第4、第5肋间，乳头下稍内侧，即心尖冲动处，为诸脉之所宗。按虚里是按胸部的重要内容。按虚里可测知宗气之强弱、疾病之虚实、预后之吉凶。诊虚里时，病人取仰卧位，医生站其右侧，用右手平抚于虚里部，注意诊察动气之强弱、至数和聚散。

正常情况下，虚里搏动不显，仅按之应手，其搏动范围直径2~2.5cm，动而不紧，缓而不急，动气聚而不散，节律清晰，是心气充盛，宗气积于胸中，为平人无病的正常征象。

虚里按之其动微弱者为不及，是宗气内虚之征。若动而应衣为太过，是宗气外泄之象。按之弹手、洪大而搏，或绝而不应者，是心气衰绝，证属危候。胸高而喘、虚里搏动散漫而数者，为心肺气绝之兆。孕妇胎前产后，虚里动高者为危候。虚里日渐动高者为病进。虚里搏动迟弱，或久病体虚而动数者，多为心阳不足。

此外，若因惊恐、大怒或剧烈运动后虚里动高，片刻即能平复如常者，不属病态。肥胖之人因胸壁较厚，虚里搏动不明显者，亦属生理。

（2）按乳房：正常乳房内有数个小结，无触痛。妇女乳房肿块，形如丸卵，边界清楚，表面光滑，其肿块随情绪变化而增大或缩小者，每与月经周期有关；如伴有疼痛为思虑伤脾，恼怒伤肝，冲任不调所致；若乳房肿块呈多发性、扁平形，或串珠状结节，大小不一，质韧而不硬，与周围组织界限不清，病程较长，发展缓慢者，为乳癖；如肿块迅速增大，质地变硬，有血性分泌物从乳头溢出，则可能为乳岩。已婚妇女，如见一侧乳房出现一个或数个结节状肿块，触之不痛，与周围正常组织分界不清，与皮肤发生粘连，数月后肿块软化，形成脓疡，伴潮热颧红、夜寐盗汗者，为阴虚火旺，临床称乳痨。

2．按胁部　胁部为厥阴、少阳经脉所过之处。肝脏位于右胁内，通过经脉与胆相连，肝上部在锁骨中线处平第5肋，下界与右肋弓下缘一致，所以按胁部主要是探知肝胆等器官的病变。

按胁部除在胸侧腋下至肋弓部位进行按、叩外，还应由上腹部向肋弓方向轻循，并按至肋弓下，以了解胁内脏器状况。胁痛喜按，多为肝虚。胁下肿块，刺痛拒按，多为血瘀。右胁下肿块，按之表面凹凸不平，应注意排除肝癌；右胁胀痛，摸之有热感，手不可按者，可能为肝痈；疟疾后左胁下触及痞块，按之硬者为疟母。

二、按脘腹

脘腹泛指心下（剑突）至毛际（耻骨联合）的体表部位。比较常用的分部概念是：两乳头连线中点（近膻中穴处）到剑突（鸠尾穴附近）部位为心下，主要反映心、膈功能；心下至脐上为脘腹，上部胃之上口为上脘，中部胃体称为中脘，下部胃之下口称为下脘；脐周部位称脐腹，脐下至毛际为小腹，为肠、胞宫、膀胱所居；小腹两侧称为少腹，主要为肝经所络。

按脘腹是指通过按胃脘部及腹部，了解局部的凉热、软硬、胀满、肿块、压痛等情况，以此来推测有关脏腑的病变及证之寒热虚实。凡满腹隐痛，喜按者属虚，拒按者属实；喜暖手按抚者属寒，喜冷物按抚者属热。按腹而其热灼手，愈按愈甚者为食积；痛在脐旁小腹，按之则有块应手者为血瘀。脘腹胀满有虚实之分，凡腹部按之手下饱满充实而有弹性、有压痛者，多为实满。若腹部虽膨满，但按之手下虚软而缺乏弹性、无压痛者，多为虚满。腹部高度胀大，如鼓之状者，称为鼓胀。鼓胀中气鼓和水鼓的鉴别，可以通过以下方法：两手分置于腹部两侧对称位置，一手轻轻叩拍腹壁，另一手若有波动感，按之如囊裹水者为水鼓；一手轻轻叩拍腹壁，另一手无波动感，以手叩击如击鼓之膨膨然者为气鼓。肥胖之人腹如鼓，按之柔软，无脐突、无病证表现者，不属病态。腹中虫块，按诊有三大特征：一是形如筋结，久按会转移；二是细心诊察，觉指下如蚯蚓蠕动；三是腹壁凹凸不平，按之起伏聚散，往来不定。

三、按肌肤

按肌肤是医生用手触摸病人某些部位的肌肤，从肌肤的寒热、润燥、滑涩、疼痛、肿胀、疮疡等，分析疾病的寒热虚实及气血阴阳盛衰的诊察方法。正常肌肤温润而有光泽，富有弹性，无皮疹、肿胀、疼痛、疮疡、结节等。

若病人肌肤肿胀，可用手按压观察其变化情况以辨别水肿和气肿。按之凹陷，不能即起者，为水肿；按之凹陷，举手即起者，为气肿。水肿之人，按之凹陷、短时能复者，常为阳水；久陷难复者，常为阴水。此外，诊察局部肌肤肿胀时，医生用右手拇指或示指在肿胀部位进行按压，以掌握肿胀的范围、性质等。若肌肤寒冷，为阳气衰少；肌肤寒冷而大汗淋漓、面色苍白、脉微欲绝者，为亡阳之征。肌肤灼热，为阳热炽盛；若汗出如油，四肢肌肤尚温而脉躁疾无力者，为亡阴之征；身灼热而肢厥者，属真热假寒证。身热初按热甚，久按热不甚者为热在表；久按热愈甚者为热在里。另外，触按疮疡局部的软硬及有无灼手之感，可辨别疮疡之阴阳及是否成脓。凡疮疡按之肿硬而不热、根盘平塌漫肿者，多属虚证；红肿灼手、根盘紧束者，多属实证；肿硬不热者，属寒证；肿处烙手而压痛者，属热证。按之硬而热不甚者,为无脓;按之边硬顶软有波动感而热甚者,为有脓;轻按即痛者为脓在浅表,重按方痛者是脓在深部。对于肌肉深部的脓肿,则以"应手"或"不应手"来决定有脓无脓。其方法是用两手分放在肿物的两侧,一手时轻时重的加以按压,另一手静候深处有无波动感,若有波动感应手,即为有脓;反之,则为无脓。

四、按手足

按手足是医生通过触摸病人手足部位的冷热程度,以判断病情的寒热虚实及表里内外顺逆的诊察方法。

病人取坐位或卧位,充分暴露手足。医生以单手抚摸,或双手分别抚摸病人双手足,并作左右比较。重点在于了解手足心寒热的程度。

诊手足时,应进行比较。如手足心与手足背比较,手心热与额上热比较。手足心热甚于手足背,多为虚热;身灼热而肢厥,为阳热内闭,不得外达,属真热假寒证。

五、按腧穴

腧穴是脏腑经络之气转输之处,是内脏病变反映于体表的反应点。按腧穴是按压身体某些特定穴位,通过穴位的变化和反应来判断内脏某些疾病的方法。

按腧穴时,可根据按诊需要,取坐位或卧位(仰卧、俯卧、侧卧),关键在于找准腧穴。医生用单手或双手的示指或拇指按压腧穴,若有结节或条索状物时,手指应在穴位处滑动按寻,进一步了解指下物的形态、大小、软硬程度、活动情况等。

按腧穴要注意发现穴位上是否有结节或条索状物,有无压痛或其他敏感反应,然后结合望、闻、按诊所得的资料综合判断内脏疾病。如肺俞穴摸到结节,或按中府穴有压痛者,为肺病的反应;按上巨虚穴有明显压痛者,为肠痈(阑尾炎)的表现等。临床上诊断脏腑病变的常用腧穴有:

肺病:中府、肺俞、太渊。
心病:巨阙、膻中、大陵。
肝病:期门、肝俞、太冲。
脾病:章门、太白、脾俞。
肾病:气海、太溪。
大肠病:天枢、大肠俞。
小肠病:关元。
胆病:日月、胆俞。
胃病:胃俞、足三里。
膀胱病:中极。

第三节 按诊技能实训

一、按诊范例(录像)

邓某,男,49岁,工人。

主诉：左中腹部反复发作胀痛 1 年余。

现病史：病人自诉近 1 年来常发作左中腹部胀痛，遇寒或劳累后加重，曾自服"木香顺气丸"、"索米痛片"等无明显好转。今来我院就诊。现症见：左中腹部阵发性胀痛，睡眠欠安，饮食尚可，口渴，大便稍干，小便可，舌淡红，苔薄黄少津，脉稍数。

既往史：既往有"风湿性关节炎"病史 11 年。

按诊要点：脾胰部按诊。病人可采取仰卧位，双腿稍屈曲，医生左手绕过受检者腹前方，手掌置于受检者左腰部第 7～第 10 肋处，将脾从后向前托起。右手掌平放于上腹部，与左侧肋弓垂直，以稍弯曲的手指末端轻轻压向腹深部，并随受检者腹式呼吸运动逐渐由下向上，每次移动不超过 1cm，直至触到脾缘或左肋缘。若仰卧位不易触到时，可嘱病人取右侧卧位，右下肢伸直，左下肢屈曲。以寻摸有无肿大的脾脏。

二、带教老师按诊示范

带教老师按诊标准化病人，现场示范按诊的方法，并讲解按诊时的注意事项。

三、分组技能实训

（一）按诊手法训练

1. 目的　训练学生按诊手法的规范操作。
2. 方法　学生 4～6 人为 1 组，每次 1 人轮流扮演被检者，其余人为检查者。检查者对被检者实施触、摸、按、叩检查。带教老师和学生共同对检查者的手法进行点评。

（二）按诊实例训练

培训 5 名标准化病人，每 10～12 名学生为 1 组，首先结合病人的主诉确定按诊的部位，再按照按诊的手法、体位要求按诊相应部位，注意规范学生按诊的方法及手法。

四、按诊技能训练记录

学生姓名：_____　年级：_____　班级：_____　学号：_____

（一）按诊手法训练

被检者姓名	主　症	检查部位	检查结果
1			
2			
3			
4			
5			

(二)临床实例按诊训练

一般情况	被检者姓名：	性别：	年龄：	职业：
	联系电话：		就诊日期：	
主诉				
按诊结果				
按诊结论				

第四节 典型案例分析

案例教学是中医诊断教学的重要环节。本节旨在通过临床案例，引导学生针对病人的不同主诉正确进行思维，从而有目的地选择按诊的方法及部位，并加强学生对中医"证"的理解和内容的掌握，为按诊的临床应用打下基础。

案例1

刘某，男，20岁，学生，2006年10月20日诊。反复发作右腰部酸胀半年余，阵发性剧痛1天。半年前无明显诱因即发作腰部酸胀，当时未予注意。昨日上体育课时，突发右腰部阵发性绞痛，伴身热，尿急、排尿灼热、短黄，口渴喜冷饮，舌红，苔黄腻，脉滑数。尿常规：红细胞（＋＋＋＋），白细胞（＋＋）。腰部X线拍片示右肾结石，0.8cm×1.0cm。

问题：

(1)按诊本病人应检查何部位？采用何手法？可能发现何种体征？

(2)本病人应诊为何证？

参考答案：

(1)病人右腰部酸胀为主诉，应按诊腰部，可用叩法。见右腰部有叩击痛。

(2)该病人以腰部酸胀、疼痛为主诉，伴身热、尿急、排尿灼热而短黄、口渴喜冷饮、舌红、舌苔黄腻、脉滑数，属膀胱湿热证。

案例2

彭某，女，7岁，学生。脐腹部包块2个月余。2个月来病人自觉脐腹部经常疼痛，偶有攻痛，伴饮食减少，肛门经常瘙痒，面色萎黄，形体消瘦，睡中磨牙，双目白睛可见少许蓝色斑点，唇淡、舌淡，脉细。大便镜检可见大量蛔虫卵。

问题：

(1)按诊本病人应检查何部位？采用何手法？可能发现何种体征？

（2）本病人应辨为何证？

参考答案：

（1）应按诊腹部，以脐腹部为主。可采用触、摸、按三法结合，由轻到重，由浅入深。可发现：腹中有结块，按之起伏聚散、往来不定，或按之形如条索状，久按转移不定，或按之手下如蚯蚓蠕动。

（2）病人年幼，以"脐腹部包块2个月余，脐腹部疼痛"为主症，伴饮食减少，肛门经常瘙痒，面色萎黄，形体消瘦，睡中磨牙，双目白睛可见少许蓝色斑点，大便镜检见大量蛔虫卵，诊断为"虫积肠道证"。

第五节　按诊技能训练教案示例

课程名称	中医诊断学模拟实训	带教老师姓名		教研室	中医诊断学教研室
教学对象			授课时间		
教学课题	按诊实训	教学时数	3	教材版本	
教学目的要求	1. 掌握　按诊的技能、方法和注意事项，规范、熟练地进行按诊 2. 熟悉　按诊的内容 3. 了解　按诊的临床应用				
教学内容提要	1. 按诊的内容、方法与技巧、注意事项 2. 按诊模拟训练：示范教学、分组训练、实训总结 3. 按诊思考训练				
重点难点	重点：熟练的按诊能力 难点：按诊的方法和技巧				
教学组织设计	第一部分　多媒体集中示教1 1. 按诊的方法与注意事项 （1）按诊的方法（结合按诊录像示范） （2）按诊的注意事项，包括手法与顺序、举止与态度、易犯的错误及原因等 2. 按诊的内容 第二部分　分组训练 学生按10~15人为1组进行分组，在带教老师指导下进行模拟训练，锻炼按诊的技能与技巧 1. 按诊手法训练 （1）目的：训练学生按诊手法的规范操作 （2）方法：学生4~6人为1组，轮流扮演被检者，其余人为检查者。检查者对被检者实施触、摸、按、叩检查。带教老师和学生共同对检查者的手法进行点评 2. 按诊实例训练 　　培训5名标准化病人，每10~12名学生为1组，首先结合病人的主诉确定按诊的部位，再按照按诊的手法、体位要求按诊相应部位，注意规范学生按诊的方法及手法 第三部分　多媒体集中示教2 1. 总结按诊方法中存在的问题 2. 纠正按诊操作中常见的错误 3. 带教老师点评，要求学生将点评后内容写成实训报告				

续表

复习要点	1. 按诊的内容、方法与技巧、注意事项 2. 按诊思路
参考书目	1. 朱文锋. 中医诊断学. 上海：上海科学技术出版社 2. 朱文锋，袁肇凯. 中医药高级丛书. 中医诊断学. 第2版. 北京：人民卫生出版社 3. 李灿东. 新世纪创新教材. 中医诊断临床模拟训练. 北京：中国中医药出版社
教研室主任意见	教学实施情况小结

附：按诊技能训练思考题

1. 常用的按诊手法有哪些？如何结合应用？
2. 按诊的注意事项有哪些？
3. 按诊腹部时，脘腹部如何分区？
4. 如何应用按诊方法区别水鼓与气鼓？
5. 诊疼痛时，如何应用按诊方法鉴别虚证与实证？

第七章 辨证训练

辨证是在中医理论的指导下,对诊法所收集的各种临床资料进行分析、综合,从而对疾病当前的病位与病性等本质作出判断,并概括为完整证名的诊断思维过程。辨证过程以症为据,综合定性,整体性强,灵活多变,它反映了中医辨证的整体性、复杂性、原则性、灵活性等特点。

第一节 中医辨证的基本内容

一、辨证的基本过程

(一) 临床辨证过程

辨证的过程主要是在对病人的病情资料进行分析的基础上,运用辨证的基本知识和思维方法进行推理活动,求得证名诊断的过程。由于辨证的过程是以"果"析"因"的过程,辨证一定要在翔实的四诊资料的前提下进行,才可能准确归纳、综合出病人病症的本质特点。辨证的基本过程如下图所示。

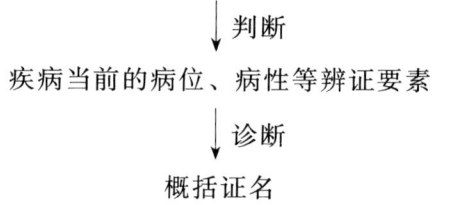

(二) 辨证的关键环节

在上述辨证的过程中,有几个关键环节必须注意。

1. 抓住主症,确定病位 临床病情是复杂的。病人的临床症状可能有很多,甚至林林总总,杂乱无序。在繁杂的症状中,主症常常反映了疾病的主要矛盾所在。所以抓住主症,常可确定病位,对明确病性亦有一定意义。因此正确的抓准主症非常重要。同一个病人,主症确定不同,则辨证结果可能大相径庭。如某病人表现为咳嗽、痰黄、鼻塞、流涕、发热、恶风寒、口微渴、咽痛、舌尖红、苔薄黄、脉浮数。若以发热、恶风寒,口微渴、脉浮数为主症,则病位在卫表;若以咳嗽、痰黄、咽痛、脉数为主症,则病位在肺。

2. 全面分析,判断因性 疾病的病因病性,一般不能根据一两个症状确定,而必须综合全部的资料进行综合判断,可对病人已有症状逐一归类分析,以确定其属何性质,意义大小如何。在病性确定的过程中,存在一些一般规律。

一般而言,有明显寒热者,从阴阳盛衰辨之。如心阳虚、心阴虚、心火亢盛、小肠实热、肺阴虚、脾阳虚、肝火上炎、肝阳上亢、肾阴虚、肾阳虚等证皆有明显的寒热之象。而无明显寒热者，从气血虚实辨之，如心气虚、心血虚、脾气虚、肾气虚，其他如气滞、气逆、血虚、血瘀等证皆无明显的寒热之象。

3. 综合病理，提出证名　将上述病位、病性（病因病性）等有关内容进行有机综合，概括提出一个恰当的证的名称。如某病人，以干咳少痰为主症，则病位在肺；伴有潮热盗汗、咽干颧红、舌红少苔少津、脉细数，则病性为阴虚，合起来证名则为：肺阴虚证。

4. 分析病情，阐述病机　在上述3个环节完成后，辨证的过程并没有最终结束。还需要运用中医诊断理论，对疾病的各项症状、体征进行综合分析、对比，对各种病理本质进行阐释。阐释病机就是阐明病证发生发展变化的机制，也就是将病因、病位、病性等内容有机地结合起来，揭示其内在的联系，得出对病证发生发展变化的整体、动态的全面认识。同时以"因"析"果"，如果所概括出的证（反映疾病当前病理本质）能阐释所有的临床症状，则提示辨证结论正确。否则，如果在病机的阐释中遇到了矛盾，则需要重新修正前述辨证结论。

需要注意的是，四诊所收集的"症"是辨证的主要依据，因此，全面、规范和准确地收集四诊资料是辨证正确的首要前提。

二、辨证的基本内容

（一）辨病位

病位，是指疾病现阶段证候所在的位置，其中包括空间性位置和时间（层次）性位置。

1. 空间病位　指五脏六腑、四肢百骸、五官九窍等占据一定空间的脏器组织，如心、肝、胃、胆、肠、胞宫、清窍、筋骨、经脉等，一般多见于内伤杂病辨证。

2. 层次病位　指六经、卫气营血、三焦等不同层次的病位，六经病位如太阳、阳明、少阳、太阴、少阴、厥阴，卫气营血病位如卫分、气分、营分、血分，三焦病位如上焦、中焦、下焦等，皆为浅深不同或上下不同层次的病位，而每一病理层次都分别与不同的特定脏腑组织密切联系，一般多见于外感时病辨证。

辨病位即要确定疾病现阶段所在位置。八纲辨证是以"表里"而言病位，属于抽象性病位，而脏腑辨证、经络辨证和六经辨证、卫气营血辨证、三焦辨证等则属于辨具体病位的辨证方法。其中脏腑辨证、经络辨证的重点是从"空间"性位置上辨别病变所在的脏腑、经络，主要适用于"内伤杂病"的辨证；六经辨证、卫气营血辨证、三焦辨证则主要从"时间"（层次）性位置上区分病情的不同阶段、层次，主要适用于"外感病"的辨证。

任何病因作用于人体而发病时，一般总是有一定的部位，如脏腑、经络、五官九窍、四肢百骸等。需要强调的是，疾病的临床表现总是千变万化的，一个病人可能表现出一组或多组症状，在辨别病位时，应注意围绕以主症为中心的线索确定病位，因为主症往往反映了疾病的主要病灶所在。是否抓准了主症，往往会影响病位的判断。主症出现错误，可能导致辨证结论大相径庭。如某病人有眩晕、汗出、心悸、胸痛、纳呆、便溏等症状。若以眩晕为主症，则病位在肝；若以心悸、胸痛为主症，则病位在心；若以纳呆、便溏为主症，则病位在脾。

同时，每一病位各有其特定的主症，如心悸、怔忡等为病位在心的主症；如咳嗽、气喘等为病位在肺的主症；如食少、腹胀、纳呆、便溏等为病位在脾的主症；抑郁、易怒、胁肋胀痛等为病位在肝的主症；腰膝酸软、齿摇发脱、阳痿、遗精、不孕不育等为病位在肾的主症。又如寒热往来是病位在半表半里的特定证候；身热夜甚、神昏谵语、斑疹隐隐、舌绛少苔等为营分证的主要表现。认识和掌握每一病位的特定表现，是辨别病位的关键技巧。

可见抓准主症并明确症状的临床意义对于辨别病位至关重要。

(二) 辨病性

所谓病性，即是指疾病当前病理变化的本质属性。辨病性即是在中医学理论的指导下，对诊法所收集的各种病情资料运用八纲、病因、气血津液等辨识证候的方法进行分析、综合，从而确定疾病当前病理变化性质。可分为一般病性与具体病性。

1. 一般病性　即抽象概念的病性（纲领证）。如虚证、实证，寒证、热证，阴证、阳证等。

2. 具体病性　与六淫、气血津液、阴阳盛衰、情志变化有关的病性（基础证）。如风淫证、寒淫证、暑淫证、湿淫证、燥淫证、火淫证，脓证、痰证、饮证、食积证、虫积证；气虚证、气滞证、血虚证、血瘀证，阳虚证、阴虚证、亡阳证、亡阴证，水停证、津亏证，喜证、怒证、忧思证、悲恐证等。

辨病性是辨证的基础与关键，也是辨证中最重要的内容。由于病性是对疾病一定阶段病理本质的概括性认识，是对疾病一定阶段整体反应状态的概括，因此辨病性是辨证的关键环节之一。临床无论使用何种具体的辨证方法，如脏腑辨证、经络辨证、六经辨证、卫气营血辨证、三焦辨证，均离不开辨病性的内容。

同时，病性直接关系到临床治法的确定。因为临床的各种治法，都是根据疾病的病理本质而确定的，如"寒者热之"、"热者寒之"、"虚则补之"、"实则泻之"、"清热化湿"、"健脾益气"、"活血化瘀"、"疏肝理气"等都是针对病性而确定的相应治法。正确判断病性是确保辨证准确与治疗有效的基本前提。

要使病性辨证准确，在临床实践时，就必须运用"整体观念"，对病人全身的症状、体征以及性别、年龄、环境、职业、情志、体质等多方面进行综合分析，全面考虑，方能为辨病性提供可靠的依据。辨别病性时，最忌以偏概全。

辨证学中"本质性原因"、"病势"、"病机"等内容都是以病人的临床表现为依据，通过对四诊资料综合分析所作出的结论，均属于当前病理本质的范畴，可归纳于辨"病性"之中。

(三) 定证名

在对病位、病性等辨证要素确定之后，将其归纳概括，形成常用的规范名称，即证名。证名即是辨证的结论。

1. 证名组成规律　现在临床上通用的而较完整、较规范的证的名称，一般是由病位结合病因或病性，再加上某些与病势有关的连接词（如盛、炽、袭、困、阻、壅、蕴、束、犯、亏、衰等）构成3～6个字一句的证名。其构成规律一般由"病位证素＋病性证素→证名"构成，如燥邪犯肺证、肝胆湿热证、瘀阻脑络证、小肠实热证、心脾气血虚证、肺肾阴虚证、肝火炽盛证、心气虚证、心血瘀阻证、肺阴虚证等。

2. 证名组成要求

(1) 证名的表述应力求简洁扼要、精练确切、结构严谨、符合逻辑，具有高度的概括性。

(2) 证名所用的词不能随意编造，应符合中医理论特色，既要使用规范的中医术语，又要能反映证候的本质。

（3）虽然证名的组成有一定的自由度，由病位证素、病性证素等基本内容组成的证名难以数计，但临床上在组合证名时，务必要注意病位与病性之间有一定的联系规律及因果主次关系，如内风归属于肝、肾多虚证等，因此必须按照中医学理论，灵活、准确地将病位要素和病性要素有机整合，形成规范完整的证名。

常用证名可参照中华人民共和国国家标准《中医临床诊疗术语——证候部分》。

三、辨证的基本要求

（一）临床资料力求全面准确

通常情况下，症是辨证的主要依据。但是，当症状不明显、不典型时，地理、气候、季节、生活习惯、体质因素往往是辨证的关键。因此，在四诊过程中，临床资料收集应尽可能全面、准确、规范。当病人以某一症状为主诉就诊时，应注意了解可能存在的其他症状，如腹胀，兼以食少、神疲乏力、便溏、脉虚应辨为脾气虚证；如果兼胸胁胀闷、太息、脉弦为主症则应辨为肝郁气滞证。又如病人怕冷的症状，应当辨别是畏寒或者恶寒，因为对于医生来说，两者的辨证意义是不同的。

（二）以主症为中心进行辨证

在四诊过程中，以主症为中心收集病情资料，可使病情资料系统、条理、重点、主次分明。到了辨证阶段，仍应抓主症并以主症为中心进行辨证。以主症为中心进行辨证时，要注意结合其他症状，以多数症状为辨证依据。虽然主症往往是机体病理变化的具体反映，但若进一步综合其他症状进行分析，更能全面揭示证的本质。如病人突然发热怕冷，若结合喉痒、鼻塞、流清涕、咳嗽、舌淡红、苔薄白等症状可确定其病位在肺，为风寒犯肺证；若发热怕冷伴有呕吐清水、肠鸣、腹痛、口不渴、舌苔薄白等症状则为病变涉及胃肠，可诊断为寒滞胃肠证。

当然，一个病的主症不是固定的，必须随着病情变化来动态判断。虽然误以兼症为主症时，只要辨证准确，也能得出相同的结论，但这并不等于说辨证时可任意以某一症状为主症。即使是同一证，主症不同时，其矛盾的主要方面也会不同，治疗时的侧重点也需要有所不同。为避免确立主症时的随意性，临床工作时必须要保证病人临床资料的全面与准确。

（三）尽量以一证型概括疾病

临床证候往往是错综复杂的，因此要注意分清轻重缓急，作为辨证要求，应力求以一个证概括病情，这也是立法选方用药的需要。但是，由于病证的复杂性及脏腑的相关性，也有两种或两种以上证的复合、兼夹存在的可能性。因此，若出现了难以用单一证型来概括临床表现时，可以考虑有复合证、兼夹证的存在。如肝脾不和、虚中夹实证、脾气虚兼血瘀证等。在这种情况下，应认真分析病机，注意不同病理之间的联系，尽量使辨证结论集中、明了，同时又能反映疾病本质。

（四）首先考虑常见证、多发证

常见证与多发证即是临床上最常见到的证型，所以临床辨证应首先考虑到这一类证，这种方法可以简化辨证的复杂性。一般认为，各辨证体系中所列，诸如脾气虚证、血虚证、太阳中风证、卫分证等均为常见证、多发证。但对于疑难杂病、危重急症或久治不愈的病人等，则应考虑到少见证与罕见证的可能性。

（五）辨证需不断修正和补充

疾病是一个动态发展的过程，证候有从不典型到典型、从简单到复杂的过程。即使是同一种证型，也会因为病人间病种、体质、生活习惯、治疗等方面的差异而使得临床表现各不相同。所以，辨证有一个从表到里、从现象到本质、从感性到理性的认识过程。医生在分析四诊资料后所提出的初步证名诊断只是一种推断，其正确与否还有待于验证，尤其要在复诊中对前次的诊断和治疗进行认真分析，对辨证结论不断予以修正和补充完善。如咳嗽，初起由外邪犯肺所致，病变以肺为中心，病机为肺气不宣；若病久反复发作或治疗不当，可由实转虚，病变渐累及心、肾等脏。

四、辨证诸法的综合运用

（一）辨证诸法的特点

中医学在长期的医疗实践中，创立出了八纲辨证、脏腑辨证、经络辨证、六经辨证、卫气营血辨证、三焦辨证以及辨病因（六淫、疫疠等）病性（气、血、津液）等多种辨证归类的方法。熟悉各种辨证方法的特点及其相互关系，有利于临床时的正确运用。

这些辨证方法各有特点，但不能相互取代。其中，八纲辨证是辨证的基本纲领，表里、寒热、虚实、阴阳可以从总体上分别反映证候的部位和性质。八纲辨证还起到对其他辨证方法把关，避免诊治发生偏差的作用。在辨清大方向（表里、寒热、虚实、阴阳）的前提下，再结合其他辨证方法对证进行深入辨析。其中，脏腑辨证、经络辨证、六经辨证、卫气营血辨证、三焦辨证等，是八纲中辨表里病位的具体深化，即以辨别疾病现阶段的病位（包括层次）为纲，而以辨病因病性为具体内容。其中脏腑辨证、经络辨证的重点是从"空间"位置上辨别病变所在的脏腑、经络，主要适用于"内伤杂病"的辨证；六经辨证、卫气营血辨证、三焦辨证则主要是从"时间"上区分病情的不同阶段、层次，主要适用于"外感时病"的辨证。辨病因病性则是八纲中寒热虚实辨证的具体深化，即以辨别病变现阶段的具体病因病性为主要目的，自然也不能脱离脏腑、经络等病位。其中辨病因主要是讨论六淫、虫、食等邪气的侵袭或停聚为病，与六经、卫气营血、三焦等辨证的关系较为密切；辨病性主要是分析气、血、津液等正气失常所表现的变化，与脏腑辨证的关系尤为密切。总之，八纲是辨证的纲领；辨病因病性是辨证的基础与关键；脏腑、六经、卫气营血、三焦等辨证，是辨证方法在内伤杂病、外感时病中的具体运用。

1. 八纲辨证（基本纲领）——各类辨证的共性总结
2. 病因辨证（各种病因） ⎫
3. 病性辨证（气血津液） ⎭ 是病因病性辨证的深入运用
4. 脏腑辨证 ⎫
5. 经络辨证 ⎬ 病位 ⎫ "空间"位置辨别病位（适用于"内伤杂病"）
6. 六经辨证 ⎫ 辨证
7. 卫气营血辨证 ⎬ 深入 ⎬ "时间"层次辨别病位（适用于"外感时病"）
8. 三焦辨证 ⎭ 运用

（二）综合运用辨证诸法

临床可根据具体的病情并灵活选择恰当的方法进行辨证。一般可首先分析一下是属于外感时病还是内伤杂病，并用八纲进行分析，以初步明确基本病性与病位。如果是内伤杂病，一般以脏腑辨证为主，结合病因与气血津液辨证等进行辨证；如果是外感时病，一般可选用卫气营血辨证和六经辨证中的三阳病证，并注意结合六淫、疫疠等内容进行辨证。至于三焦辨证，其实质是将三焦所属部位的常见证进行归类，临床很少单独运用；六经辨证中的三阴病证实际上是脏腑辨证的内容；经络辨证主要是针灸推拿诊疗时运用较多，经络循行部位的证候明显时，亦应根据经络理论进行辨证。

第二节　中医辨证的思维方法

一、辨证的主要思维方法

中医学在辨证思维的方法学上广泛应用了类比、分类、归纳、演绎、分析与综合、排除法等，中医学的"揆度奇恒"、"司外揣内"、"援物比类"、"假物取譬"、"辨证求因"等都是逻辑思维方法的具体应用。

（一）类比法

即将病人临床表现和已知的某一种常见病证进行比较，若两者主要特征相吻合，则其诊断成立。类比法属直接对应式思维，故迅速、简捷、准确率高。如：

体弱，气坠，内脏下垂——脾虚气陷证。

发热，恶风，汗出，脉浮缓——太阳中风证。

熟练掌握常见病证的临床表现及诊断要点是运用此法的先决条件。

（二）归纳法

归纳法即是将病人表现的各种症征，按照辨证的基本要素（病位、病因、病性）进行分类归纳，从而判断疾病本质（证名）的方法。此法适用于症征较多，临床表现复杂的病证分析。如某病人出现如下症状：

下肢浮肿，尿少，舌胖苔滑——水停（病因）。

病程长，疲乏，畏冷，面㿠，苔白，脉弱——阳虚（病性）。

腹胀，不欲食，大便稀溏——脾（病位1）。

腰痛，尿沥不尽，性欲低下——肾（病位2）。

心悸，胸闷，喘促不卧，脉促——心（病位3）。

辨证——脾肾阳虚，水气凌心。

运用归纳法，需将各种要素归类分析，估计其权值大小，作出本质判断（必须要具备坚实的中医学理论，才能作出准确诊断）。

（三）演绎法

演绎法即根据对事物本质由浅入深、由粗到精的认识原理，对病情资料逐步深入分析，进行辨证的方法。举例：

某病人，女，31岁，小学教师。咳嗽、咳吐黏痰半个月，因教学忙而未作诊治。3天前开始发热，头痛，昨晚高热、烦躁不安，并说胡话，今晨抬来急诊。既往有精神病史。现神志欠清，表情淡漠不语，时而躁动不安，小便短黄，口渴欲饮，喉中偶有痰鸣，舌红，苔黄腻，脉滑数。体温38.1℃。

演绎法思维过程：

已化痰，现仍有痰鸣，苔腻，脉滑——病因为痰。

发热，渴饮，尿黄短，舌红，苔黄，脉数——痰已化热，成为痰热内蕴。

病人并无恶寒——病性已成里实热。

由咳嗽致躁扰、谵语、淡漠——病位为心神病变。

辨证为"痰火扰神证"。

演绎法的特点是：①常由大范畴推向小范畴。如：内伤久病→虚证→血虚证→肝血虚证。②可依据脏腑生理、病理推导。如"久痛入络"、"久病伤肾"、"五脏之极，穷必伤肾"。③也可根据病证所适方剂，反推该证的诊断。

（四）排除法

排除法是用以区别症状、分辨证候的一种辅佐方法。对于病情比较复杂、主诉全为非特异性症状，加之医生经验又感不足时，则运用筛选排除法，通过筛选，可以确定证候的中心。其方法是根据病人的临床表现，首先采用"大包围"的方式，提出一组与其表现相似的病证，接着按照各个病证的特征，与病人的临床表现进行逐一比较、分析、依次排除，留下无法排除的病证即为该病人的诊断。筛选排除法不是直接寻找所要肯定的某一疾病的资料依据，而是根据现有诊断资料的存在和缺失，通过否定其他疾病，而间接地肯定某一疾病的存在。

比如诊断"里证"：无寒热并见——排除表证；无寒热往来——排除半表半里证。

（五）模糊判断法

对多个不够精确、且非特异性的一般性症状，进行模糊的综合评判，而达明确诊断的思维方法。如气短、懒言、神疲、乏力、食少、便溏、腹胀、面白、舌淡、头晕、眼花、肢麻、脉缓等症状。

综合评判：脾虚失运，气血两亏。

这些症状既非必要性，又非特异性资料，仅具有一般性诊断意义。但若将这些症状或体征有机地结合进行模糊运算，则能求出病证的"近似值"，从总体上达到认识病证本质的目的。

（六）其他方法

1. 预测法 根据疾病发展变化的规律，判断或预测新的证型。如：

心气虚证＋畏寒肢冷，唇青舌紫→心阳虚证。

肝气郁结＋腹胀、便溏→肝郁犯脾证。

2. 试探法 即诊断性治疗，通过治疗的结果肯定或否定某病证。如：

便秘病人→小承气汤试探→便通气顺者→肠躁腑实证。

药后便溏者→脾虚便秘证。

3. 经验再现法 回忆所诊治的某疑难病证与现在所诊治病证相似，而按此经验进行诊治。故继承、发掘名老中医的宝贵经验，并在临床上反复实践而积累经验，将有助于临床诊断治疗水平的提高和思路的开拓。

4. 逐一追索法 对病情复杂的病情，通过逐一排除各种不可能的诊断，逐步达到病证诊断的目的。如前述例：

《伤寒论》第61条："下之后，复发汗，昼日烦躁，不得眠，夜而安静，不呕、不渴、无表证，脉沉微，身无大热者，干姜附子汤主之。"

通过逐一排除：病人"无表证"——非太阳病证；"不呕"——非少阳病证；"不渴"——非阳明病证；并见"脉沉微，身无大热"——为少阴寒化证。

二、辨证的思维线索

（一）以主症为中心的思维线索

1. 确定病变位置　一般主症与患病脏腑相关，各脏腑均有相关的主症。通过主症的辨析，常可确定病变的主要病位，从而提示诊断的大致方向。如：

例1　某老年病人症状为：咳嗽，痰稀，神疲，食少，便溏，心悸，气短，腰痛，尿沥不尽，舌质淡嫩，舌苔薄白，脉弱无力。

若以咳嗽、痰稀为主症——肺；

若以食少、便溏为主症——脾；

若以心悸、气短为主症——心；

若以腰痛、尿沥不尽为主症——肾。

例2　某外感病人症状为：恶寒，发热，头身疼痛，无汗，咳嗽，痰稀色白，苔薄白，脉浮紧。

若以恶寒、身痛、脉浮紧为主症——风寒袭表证；

若以咳嗽，痰稀色白为主症——风寒犯肺证。

2. 明确病理性质　某些主症对于明确疾病性质具有重要的意义，如：

畏寒——阳虚；壮热——实热；余沥不尽——肾阳虚；自汗——气虚；胀痛——气滞；饥不欲食——胃阴虚。

（二）全面分析以保证诊断正确

病证的诊断一般不能根据一两个症状确定，而必须综合全部资料，进行综合判断。可对病人已有的症状逐一归类分析，以确定其属何性质，意义大小如何。

如"头痛"一症，则应根据头痛的性质、兼症，综合判断其病因和病性：

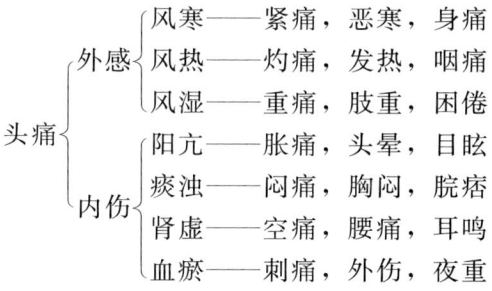

（三）特征症状常是诊断的关键

1. 某些症状是病证诊断的特征性指标　如：

口腔黏膜斑——麻疹；咽喉假膜——白喉；呛咳后有鸡鸣样回声——百日咳；口中烂苹果味——消渴病重证；寒热往来——半表半里证；饥不欲食——胃阴虚证。

2. 个别关键症状是鉴别诊断的重要依据　如：太阳病与阳明病的鉴别——根据是否"恶寒"。

（四）注意四诊合参，辨析证候真假

临床症状有时存在真假掺杂的情况。如真寒假热、真热假寒、真虚假实、真实假虚等。因此，为了防止在辨别这些复杂的临床症状时迷失方向，在辨证过程中一定要强调四诊合参，从而抓准疾病的真正本质所在。此外，在脉与症不相应的情况下，也要综合审察，辨明真假，或舍症从脉，或舍脉从症。

三、辨证思维的注意事项

（一）注意证的整体性

整体观念是中医理论体系的基石，也是中医辨证思维的指导思想。其主要特征是把病人的内在病理变化和外在征象始终作为一个有机的整体进行分析。

运用整体观念辨证时应注意以下事项。①体质因素：体质以及与体质密切相关的年龄、性别、生育、遗传等因素，对辨证具有重要的意义。②心理因素：中医学历来重视心理因素在发病中的重要作用。既病后，人的心理活动可以影响病证的发展，病证的变化也会进一步影响人的心理活动，两者互为因果。因此，心理因素无疑是辨证时不可忽略的一个因素。我们在临床辨证时必须注意病人的感觉、想象、思维、意志、信念、情绪、性格等及其患病前后的改变。③社会因素：医生一定要考虑到不同的职业、工种等对辨证的意义，同时也要了解病人社会地位的变化，贫富、贵贱、荣辱、生活条件等的改变对证的影响。④自然因素：气候、地区、环境等自然因素，与病证的发生有密切的关系。如春季容易出现风的证候，夏季容易出现湿热证候，秋季容易出现燥的证候，冬季容易出现寒或寒包火的证候，这些因素均应兼顾考虑。此外，饮食习惯、住宅居处、工作环境等也应作为辨证的参考因素。

（二）熟练掌握辨证要点

所谓辨证要点是对该证临床表现的高度概括，起到以点带面的作用。因此，掌握证的辨证要点，以利于本证的诊断和鉴别诊断，从而提高辨证的准确性。如气虚证以全身功能活动低下的表现为辨证要点，血虚证以体表肌肤黏膜组织呈现淡白及全身虚弱为辨证要点。但对于辨证要点又不可僵化看待。因它的运用主要适宜于典型证候的诊断与鉴别，而对于复杂证候应综合多方面的特点，切忌以偏概全。

（三）动态辨证不断完善

疾病是一个动态发展的过程，证候有从不典型到典型、从简单到复杂的过程。由于中医诊察方法不具有严格量化规定，其信息的感知往往依靠医生的感官与经验，难以排除做出错误诊断或是诊断出现偏差的可能，因此中医辨证过程中就要求不断修正和完善。这其中就可以运用验证思维。其多重验证表现在各种诊察方法的相互验证（如脉症互参、舌脉互参），各种辨证方法的相互验证。比如八纲辨证，虽不能具体指导我们处方用药，但它能起到对辨证把关，避免诊治发生原则性偏差的作用。另外，医生在全面分析四诊资料后提出了一个初步的辨证诊断结论，其正确与否还有待于验证，尤其在病人下次复诊时，医生务必结合病人药后的反应对前次的诊断和治疗进行认真的分析，从而对辨证结论不断予以修正和补充完善。

第三节　中医辨证案例分析

案例1

许某，男，40岁，干部，2007年11月4日诊。素有"神经衰弱"症，经常失眠，近因每天开会至深夜，病情更甚，自诉心烦不寐，有时彻夜难眠，纵然入睡片刻，亦是睡眠不实而梦多；白天则觉头脑晕沉，心悸更甚，口苦咽干，饮食无味，大便干结，小便短赤。

诊见形体消瘦，舌红体小，舌苔薄黄，脉弦细而数；心率96次/min，体温37.5℃，血压148/92mmHg。

分析：病人平日思虑劳神太过，今又以失眠为主症，病位当在心神。口苦咽干、便结尿黄、体瘦舌红、脉细而数等，皆是阴虚生内热的表现。由于阴液亏耗，虚阳上扰，故主见心烦不得眠、梦多、睡眠不实。证属心阴虚证，拟滋阴安神法，用补心丹加减。药用：生地黄24g，天冬9g，白芍15g，当归9g，玄参15g，茯神9g，五味子4.5g，柏子仁9g，远志6g，龙齿30g（先煎）。服4剂，失眠有所好转，心率78次/min，血压134/86mmHg，原方继服，共进12剂，虚热退去，诸症消失。

按语：心病有虚实之分，虚证又可分为心血虚、心阴虚、心气虚、心阳虚。本例属阴液亏虚，心失濡养，虚阳上扰，神不守舍的心阴虚证。血虽属阴的范畴，且血虚有发展成为阴虚的可能，但不能将血虚与阴虚混为一谈，或简单地套用血虚加热象即为阴虚的公式。从病理概念上看，血虚应是赤色血液的亏少，且常可与气虚乃至阳虚合并存在（因"血为气之母"、"血由气生"）；而阴虚则是津液的不足，阴不足则阳偏亢而为虚热。在症状上血虚以颜色的淡白为主，脉细而不数；阴虚则有颧红、舌红少苔、五心烦热、脉细而数等阴虚生内热的表现。在治疗上，血虚必兼补气，用药常偏温；而阴虚则不但不能补气，且需佐以降火，因"气有余便是火"，补气则反而助阳耗阴。

案例2

赵某，男，57岁，干部，2004年11月25日诊。反复发作胸痛，心悸半年加重1个月。近1个月来，心悸发作频繁，不能安睡，胸痛虽然持续时间不长，但痛势较剧，痛甚时冷汗出，不能动，并有舌尖发麻、胸部紧闷、头晕眼花等感觉。经某医院作胆固醇、心电图等检查，诊断为冠心病，服双嘧达莫、硝酸甘油片等药，虽能暂时缓解症状，但仍反复发作。诊见面色紫暗，舌质稍淡，边有瘀斑，苔薄白，脉细涩。

分析：病人明确诊断为冠心病，以胸痛为主症，病位在心脏本身。心主血脉，开窍于舌，其华在面，心血瘀阻不通，故胸痛、脉涩、舌见瘀斑、面色紫暗；脉细舌淡，头晕眼花，则又兼有血虚之征象。辨证为心脉瘀阻，兼有血虚证，先宜活血化瘀，以治其标，用桃红四物汤加减。药用：桃仁9g，红花4.5g，丹参18g，当归9g，赤芍9g，川芎3g，柏子仁6g，炙甘草3g。服7剂后，未再见胸痛发作，心悸有所减轻。复诊兼顾其本，原方减桃仁、红花剂量，重用当归，改赤芍为白芍，加生地黄、麦冬，前后治疗2个月余，自觉症状大为减轻，心电图复查有明显改善。

按语：《素问·痹论》说："心痹者，脉不通"，不通则痛，故心痛胸痹的基本病机是"阻滞不通"，而导致阻滞不通的原因，除应考虑昼夜心阳不振、心气无力等正虚方面的因素外，属于邪气所致者则主要有瘀血阻滞和痰浊阻滞之分。如形体肥胖，素日痰多，或见苔腻脉滑、心胸以闷痛为主者，即属痰浊阻滞为主，可用瓜蒌薤白半夏汤或温胆汤之类方剂加减治疗；若以固定刺痛为主，并有脉涩、唇紫、舌有瘀斑之类症状者，则属血瘀气滞，宜桃红四物汤或血府逐瘀汤之类方剂加减治疗。

案例3

范某，男，1岁，2003年8月7日诊。患儿发热、口烂已6天，曾注射青霉素3天未效。现发热，不欲吮乳，口中灼热，哭闹不安，小便短黄，溺时亦哭闹不休，大便略干，睡眠不宁，睡中偶有惊跳惊哭。体查：口腔及舌面有多个赤色小溃疡，咽部稍红，舌尖赤，舌根部有薄黄苔，指纹色紫，达于气关，体温38.4℃。

分析：患儿病方6天，病程不长，全身见发热、大便结、小便黄、舌红苔黄、指纹紫，属里实热证。局部病理改变主要是舌痛赤烂，根据"舌为心之苗"的理论，故证属心火炽盛证。小便短赤，溺时哭闹，是心移热于小肠的表现。治以清心泻火为主，用导赤散加味。药用：生地黄12g，淡竹叶3g，灯芯1.5g，川黄连2.4g，栀子仁6g，木通4.5g，玄参6g，甘草梢3g。服药第2天发热即退，小便转清，吮乳正常，5天后口舌溃疡消失，病情痊愈。

按语：心火炽盛一证，除有热证的全身症状外，以心烦、失眠、舌尖红赤为病位属心的特征，治以泻心汤合导赤散为主。若在此基础上出现口舌赤烂、疼痛为主者，称为"心火上炎"；若并见烦躁谵语，甚至神昏者，为"心火扰神"；兼见吐血、衄血等出血症时，为火热迫血妄行之故。

上部有心烦失眠、舌尖红赤、口舌疼痛等症，下部又有小便短赤、灼涩作痛者，古人称为"心火移热于小肠"。其实这是由于火热伤津，尿少质浓而灼热的尿液，对尿道的刺激较重，或是本有尿路感染时所出现的一类证候表现，应该说实际病位并不在小肠，而之所以称为移热于小肠者，则可能是由于古人认为泌出小便的管道属于小肠的范畴所造成的。治疗此证用导赤散、六一散之类方药也是导热从小便排出，故"心移热于小肠"实际是"移热于膀胱"。

案例4

陶某，男，39岁，农民，2005年11月6日诊。主诉或家人代诉：7年前曾患"癫"疾2个月余。近因情绪紧张，今晨起诉头晕，并呕吐痰涎宿食1次，未进早餐而复睡，家人未介意，均外出劳动，中午回家方知病人已神志不清，急请求治。诊时病人平卧于床，目闭口张，神志昏迷，呼吸微弱，喉中痰鸣，口内有白色痰涎，瞳孔对光反射消失，四肢厥冷，脉搏沉迟弦滑。

分析：病人素患"癫"疾，此次发作仍以神志昏迷为主症，病位在心神；神昏、喉中痰鸣、口内有白色痰涎、脉沉迟弦滑，病性为寒痰，辨证当属痰蒙心神证。此病为痰厥。医生急以毫针刺人中、合谷两穴，大幅度捻转，病人不见反应。思其主要矛盾既然为痰迷心窍，故需设法以祛其痰，因而以右手抱扶病人头部，将左手示指伸入病人口中，先用手指抠出口中痰涎，进而以指尖刺探咽喉，引出呕吐动作，呕出痰涎约1盅，方听得病人有呻吟之声，复以针刺人中、合谷而得神志渐清，自诉胸闷头晕。处以导痰汤3剂，以利继续祛痰顺气。3天后巡视，病情已愈。

按语：痰蒙心神证，常见于昏迷、癫、痫、狂等病证中，以神志错乱或昏迷、吐痰、苔腻、脉滑为基本症状。而痰的性质主要又有寒痰与热痰之分，后者临床则称为痰火（或痰热）扰神，常见于狂证（如狂躁型精神病）和温热病中，治宜清心降火，涤痰开窍，可选用涤痰汤或礞石滚痰丸加减。癫证（如抑郁型精神病）、痫证（癫痫病）等则多属寒痰所致，治宜顺气导痰开窍，可用导痰汤加减。本例即属气机郁滞，引动痰浊蒙闭心神之病，由于病势危急，急以简易方法引痰，痰去则神清，可见对于此类病证，求本治痰，确是古人长期医疗经验的总结。

案例5

易某，女，10岁，学生，2006年4月2日诊。3天前放学后冒雨回家，次日即发热，流清鼻涕，稍有咳嗽，服西药和中药2剂（药物不详）未效。今卧床不起，咳嗽加剧，气急而喘，并诉喉咙痛，时欲饮冷，小便短少颜色深黄。体查：体温38.9℃，面赤唇干，鼻翼煽动，皮肤干燥，咽部轻度红肿，两肺呼吸音粗糙，舌质鲜红，苔薄黄而干，脉数有力。

分析：病人以咳嗽气喘为主症，故病位在肺，面红、唇干、肤燥、饮冷、舌红、苔黄、脉数等为一派热盛伤津之象，故证属肺热炽盛证。热邪迫肺，宣降失常，则气逆而喘，鼻翼煽动；火热炎上，故咽喉肿痛。方用麻杏石甘汤加味。药用：麻黄5g，杏仁10g，生石膏30g（后下），射干5g，鱼腥草12g，芦根15g，甘草3g。服2剂，肺热得清，喘咳平息，诸症消失。

按语：由于肺主呼吸，通过气体的出入而与外界环境息息相通，肺又主皮毛，而皮毛与自然界有密切接触，因而风、寒、燥、火等外邪最易犯肺。所以肺病新起，常兼表证，并有"风寒束肺"、"风热袭肺"和"燥邪犯肺"之别。三者感邪性质虽异，但均是邪袭肤表和肺系，故其见症均有恶寒、发热、脉浮、苔薄等卫表证和咳嗽、喉痒、气促等肺系证。治当解表宣肺，证治上的不同之处是：症见恶寒重、发热轻、鼻塞流清涕、脉浮紧或浮缓者，为风寒束肺，药宜辛温，方用杏苏散；症见发热重、恶寒轻、口微渴、舌尖边红者，为风热袭肺，药宜辛凉，方用桑菊饮。

由于治不及时，或治之不当等原因，"风寒束肺"与"风热袭肺"等都可进一步向里发展，而形成"肺热炽盛"或"寒饮停肺"等证；本例病人病起淋雨感寒，始出现咳嗽、流清涕、继而高热、喘咳、舌红、苔黄、脉数等，即为风寒束肺，郁而化热，形成"肺热炽盛"之证。

"肺热炽盛"纯属里证，其临床特点是：咳、喘之症较前更为剧烈，并可有高热、鼻煽、便结、尿黄等里实热证的表现。治疗以清肺泄热、止咳平喘为主，麻杏石甘汤为常用之方。方中麻黄以石膏鉴之，则既可清热平喘，又可透表宣肺。若肺热炽盛，炼液为痰，甚或痰热交阻，气血壅聚而化为痈脓者，则可见胸痛、咳吐大量黄稠痰或脓血腥臭痰。此时治宜清肺泄热、托毒排脓，方用千金苇茎汤加减。

案例6

张某，男，48岁，技术员，2008年2月16日诊。素有咳嗽吐痰之疾，此次病起于"感冒"，曾服中药3剂，表证已解。现仍胸闷咳嗽，痰多色白而黏，偶有气喘痰鸣，不欲饮食，大便略稀，小便尚可，形体肥胖，舌质淡红，舌体胖嫩，苔白腻，脉濡缓。

分析：本病辨证为寒痰阻肺证。痰饮内阻，故咳嗽痰多色白；痰阻气道，则胸闷、气喘痰鸣；纳差便溏是脾虚之象；苔腻、脉濡缓是痰湿可知。治宜燥湿化痰，佐以健脾，方用导痰汤加味。药用：炒白术10g，法夏10g，陈皮6g，胆南星6g，枳实10g，炒莱菔子10g，茯苓12g，甘草3g。先后共服12剂，病情方得平息。

按语：痰、饮、水、湿是人体水液代谢失常的病理产物。四者相对而言：水，液态质清，流动性大，多流积于低下松弛部位，症见浮肿、腹水等；湿，类似汽态，弥漫全身，一般无明显的异形异物，而主要是感觉沉重胀闷等；饮，比水浊而比痰稀，流动性不大，常停聚于胸、腹、胃等管腔之中，可表现为呕或咳吐清稀痰涎、局部积液（如心包积液、胸腔积液）等；痰，质黏稠而呈半凝固状态，流动性小，常见吐痰多，喉中痰鸣，以及可触及的圆滑包块等异物。四者的相互关系可概括为：水为湿之聚，湿为水之散，积水成饮，饮凝成痰。由于肺主敷布津液、通调水道，脾主运化水湿，肾能蒸化水液，故上述病理产物的形成，主要是肺、脾、肾等脏气化功能发生障碍，影响了津液的正常敷布与排泄，以致水湿停积，凝聚而成痰饮。

痰为有形之邪，常随气升降，而肺为主气之枢，故痰饮为患，以病位在肺尤为多见。脾为胃行其津液运化水湿，若脾失健运，则可致水湿内停，进而可凝聚为痰饮。痰饮之形成与脾的运化功能关系极为密切,所以前人有"脾为生痰之源,肺为储痰之器"的说法。临床上健脾燥湿,解决生痰之源的问题,对于痰饮阻肺的治疗有着重要意义。

还应指出,"痰"的概念有广义和狭义之分,狭义的痰仅指咳嗽咯出之痰;广义的痰是泛指停于体内脏腑、经络等处,而表现有各种属于"痰"的病状的证候。如痰浊阻肺,则咳痰质稠量多、胸闷、苔腻;痰浊阻心,可见胸闷、心悸、心痛;痰蒙心神,则见神志错乱,甚则癫狂、昏迷;痰浊阻络,可见四肢麻木、半身不遂;痰浊积聚经络肌肉筋骨,则见瘿瘤、瘰疬、痰核、流注、石疽等;痰凝咽喉,则咽中如梅核梗阻;痰凝胞宫,则为经闭、不孕;痰蒙清窍,可见头痛、眩晕瞀冒。正因为痰浊为病相当广泛,故古人有"百病多因痰作祟"的说法。辨识痰证的要点是:素日咳吐痰涎较多,或喉中痰鸣,常兼有肢体沉重、恶心纳呆等脾虚湿困之症,脉滑、苔腻,多见于肥胖少动之体。

案例 7

许某,男,38 岁,农民,2007 年 7 月 25 日诊。1 年前病起干咳,初以为嗜烟所致,未予重视,近半年来自觉形体渐瘦,精神疲乏,仍没有认真诊治。近因参加劳动后咳嗽等症加重,昨天下午突然头晕心慌、咳嗽频作、吐出鲜血数口,经医生给注射"安络血"后,今来院诊治。现咳嗽痰少,痰中偶有少许血丝,自觉手足心热,心烦微渴,睡后汗出,大便干结,X 线透视诊断为"右上肺结核"。体温 37.8℃,血沉 30mm/h,舌质嫩红,苔薄黄少津,脉细数。

分析:病人起病缓慢而病程已 1 年有余,形体消瘦,神疲乏力,故一般应属虚证范畴。低热、盗汗、心烦、手足心发热、便结、舌嫩红、苔薄黄、脉细数是为阴虚生内热之征。西医确诊为肺结核,且久病咳嗽、咳吐鲜血,乃知肺家损伤,故辨证为肺阴虚证。治当滋阴清肺,佐以止血,方用百合固金汤加减。药用:生地黄 30g,百合 15g,玄参 12g,麦冬 10g,当归 10g,地骨皮 10g,丹参 10g,仙鹤草 12g,田三七 2g,桔梗 6g,甘草 5g,并配合抗结核西药治疗。半个月后复诊,诉未再咳血,低热、盗汗、心烦等症显著减轻,但仍疲倦、微咳。药已对症,仍宗前法,原方去三七、仙鹤草,加山药、陈皮,并嘱戒烟酒,忌辛辣,坚持抗结核治疗,以病愈为期。

按语:张景岳有"阴虚者,水亏也"之谓。故阴虚证一般是指精、血、津液等整个阴液的不足,同时阴液亏虚,则阳气偏亢,所以其临床表现一般有消瘦、盗汗、潮热、颧红、五心烦热、咽干、便结、尿黄、舌红少苔及脉细而数等一系列"阴虚内热"的证候。肺阴虚证除有一般阴虚见症之外,以干咳、痰少,或痰中带血、声音嘶哑等为特点。

"肺阴虚"应特别注意与"燥邪犯肺"加以区别,两者虽然均有干咳无痰或痰少而黏等共同临床表现,但前者多为久病,属内燥;后者多为新感,属外燥。从症状、治疗来分,前者尚有潮热、盗汗、颧红、脉细数等阴虚火旺之症,其治疗以滋阴降火为主,如百合固金汤之类,药性多属滋腻重浊;后者常兼恶寒、发热、头身痛、脉浮等表证的症状,所以治疗不但要清肺润燥,还要佐以解表,如桑杏汤等,药较轻清而有生津之力。至于外燥转内燥者,证变治亦应变,宜灵活视之。

案例 8

黄某,女,3 岁半,2004 年 4 月 12 日诊。因系人工喂养,从小体弱多病,此次病咳嗽已历月余。现症:咳吐少量清稀白痰,咳甚时有喘呕,神疲食少,声低气短,大便时溏,形体瘦弱,腹部膨大,面色萎黄,四肢欠温,脉虚而缓,舌淡嫩,苔花剥。

分析:患儿以咳嗽为主症,病位似当在肺,但病情有标有本,不可不辨。患儿系人工喂养，从小体弱，一般多属脾胃虚损，营气不足。现症见食少、便溏、腹大、面黄，其脾虚可知；声低气短、神疲、脉缓弱等，气虚证候已明。所以患儿咳嗽是标，气虚是本；脾为生气之源，故病位在肺是标，源于脾亏是本。治病必求其本，今为脾虚及肺，肺脾气虚证，故治以补脾益气，培土生金，以参苓白术散加减。药用：党参6g，扁豆5g，白术5g，淮山药6g，莲子5g，桔梗3g，砂仁3g，神曲3g。服5剂后复诊，病有好转，咳嗽减轻，食纳增加，精神略振，原方再服5剂，并按方中比例配药1000克，研末，炼蜜为丸，嘱早、晚各服5g，以培补其体质。

按语：临床诊治疾病，必须明辨虚实，以便确定施治的补、泻大法。实喘之起，常由寒邪束肺、火热迫肺、痰饮停肺等所致，故实喘病程短而病势急骤，治以驱邪利气为主。虚喘之证，以气虚为本，且有在肺、在脾、在肾的区别。一般病程长而病势较缓，体质虚衰，仅见咳嗽气喘，声低脉弱等，而无明显脾、肾虚损证候者，是为单纯的肺气亏虚。由于脾虚营气不足，宗气亏虚，形成肺病咳喘日久，继而出现少食、腹胀等症，则是所谓"子盗母气"，亦是肺脾气虚之证。本病例即属于此。"肺为气之主"而"肾为气之根"，故久病喘咳，还可进而导致肾虚。肾主纳气，虚则失其摄纳之权，气不归根浮于上而为喘者，临床则称为"肾不纳气"，其临床表现是：除见肺气亏虚的证候外，以自觉气短不得续、咳则小便出、腰膝酸软、耳鸣、尺脉弱等为特征。其治疗须补肾纳气，方如人参胡桃散、七味都气丸之类。

案例9

杨某，男，32岁、工人，2001年10月25日诊。诉有慢性肝炎病史5年，肝功能时好时差。近两个月来，食欲不振，纳食减少，脘腹胀满，食后为甚，四肢倦怠，神疲无力，大便稀而不成形，小便尚可，经西药"护肝"治疗无显效。体查：面色萎黄，形体消瘦，心肺无异常，肝在右肋缘下2cm左右、轻度压痛、质中等，舌质淡嫩，苔薄白，脉弦缓。

分析：本病虽西医诊断为慢性肝炎，但从中医理论看来，"肝"的证候不太明显，而食少、腹胀、疲乏、便溏等症，皆为一派脾气亏虚、运化失常的表现。由于证属脾气虚证，故自当从脾着手论治，而不应孤立地将其视为肝的病变。拟健脾益气、佐以调肝之法，方用柴芍六君子汤加减。药用：党参15g，柴胡10g，白芍12g，炒白术10g，茯苓10g，砂仁6g，薏苡仁12g，扁豆10g，陈皮5g，山楂炭12g，大枣5枚，服药7剂，食欲增进，腹胀减轻，大便已成形。既然药已对证，仍守方继服，以原方30剂，后来未见病人复诊。半年后偶尔街头相遇，述说服此方后精神日趋好转，诸症消失，多次复查肝功能均属正常。

按语：脾主运化，包括运化食物精微和运化水湿两个方面。若运化食物精微之功能失常，则主要表现为食纳减少、腹胀痞满、大便溏泻等运化迟钝的证候，由于食物精微不能摄取和输布，故进而导致全身营养不足，则可见形体消瘦、肌肉萎软、精神倦怠、四肢乏力、面色萎黄、舌淡脉细等"营亏气乏"、"气虚血亏"的证候。

若运化水湿的功能失常，就可导致水湿停留的各种病变，如水湿泛溢于肌肤，则为肢体肥胖、沉重，甚至为水肿；停留肠道则为泄泻；停留腹腔则为腹水；湿浊下注，可为白带、白浊；水湿凝聚则可化为痰饮等。本例病人虽为慢性肝炎，但其表现却呈脾虚之证，用健脾益气法而肝炎得愈。

案例10

杨某，男，47岁、工人，2004年11月5日诊。患十二指肠壶腹部溃疡，脘腹疼痛反复发作已有10余年，近2个月来疼痛持续不止，疑为癌变，转来省级医院诊治，经检查证明并非癌变，但建议手术治疗，病人拒绝而要求服中药治疗。症见脘腹隐痛，喜温喜按，不欲饮食，食后腹胀，便少而稀，畏冷肢凉，体瘦神疲，头晕乏力，面色萎黄，舌质浅嫩，苔白厚，脉沉缓。

分析：以脘腹疼痛为主症，病位当在中焦。病程长，体质差，且有隐痛、喜温喜按，更有食少、腹胀、便溏疲乏等明显的脾气亏虚证候，而畏冷肢凉、不欲饮、苔白厚，是为中阳不振的表现，故证属脾阳虚证。以附桂理中汤温中益气。药用：党参 20g，炒白术 10g，干姜炭 10g，附片 6g，桂枝 5g，砂仁 3g，白芍 12g，炙甘草 10g，共服 30 余剂，疼痛消失，食纳增加，大便成形，其余诸症亦明显好转，因而返回原地疗养。

按语：脾藏营主运化，为后天生化之源，故气虚为脾病之本。在脾失健运的基础上，进而出现畏冷肢凉、冷痛喜温、苔白、脉迟等症时，是脾气虚发展成为脾阳虚。其余中气下陷、脾失统血，以及生血减少（导致心肝血虚）、脾肺气虚（即所谓"土不生金"）、心脾两虚证候，在本质上亦是由于脾气亏虚的缘故。正由于脾为气血生化之源，脾病以气虚为本，所出补脾益气的四君子汤，也就成了补益全身气血的基本方剂。脾气下陷是脾气亏虚的一种特殊病理表现形式，主要病机是中气下陷，升举（托举内脏）无力，故见倦怠气坠、内脏下垂、久泻脱肛等症，其治疗仍应在补脾益气的基础上升提阳气，重用黄芪、升麻之类。

第四节 中医辨证技能训练

一、训练目的要求

1. 掌握　中医证素的提取及辨证基本方法。
2. 熟悉　中医辨证的基本过程及注意事项。
3. 了解　中医辨证的基本思维方法。

二、教学内容提要

1. 辨证的基本内容。
2. 辨证的模拟训练。
3. 辨证的思考训练。

三、教学组织设计

（一）辨证的基本内容（15 分钟）

1. 临床辨证过程　通过图表、文字简要阐释。
（1）辨证的基本程序。
（2）常见证素的提取。
2. 辨证思维方法　通过课堂病案分析，强调辨证的基本思维方法。
（1）注意整体审察。
（2）重视四诊合参。
（3）掌握动态变化。

（4）明确个体差异。

3. 辨证注意事项　通过文字简要阐释：

（1）四诊资料全面准确；

（2）注意以主症为中心；

（3）尽量以一证释全病；

（4）首辨多见常见病证；

（5）不断修正辨证结论。

（二）辨证的模拟训练（95分钟）

1. 辨证要素提取（30分钟）

第一阶段：辨证要素提取训练

在带教老师的指导下，课堂请学生对5～10个病案进行现场分析，掌握"病位"、"病性"辨证要素的提取方法，并由带教老师现场讲解辨证要素提取的基本方法。

第二阶段：病例辨证要素提取

带教老师根据训练内容筛选5个典型病案，学生按照辨证要素提取的要求，课堂独立完成，并填写"辨证模拟训练记录"。

2. 临床实例辨证（60分钟）

第一阶段：学生模拟辨证（30分钟）

（1）方法：每10～15位学生为一实训小组，由带教老师从"标准化病人库"中安排1名较典型的标准化病人进行实例辨证训练。

（2）操作：各小组选定负责同学及分工，共同完成以下环节：①中医临床四诊。②临床资料整理。③辨证要素提取。④提出辨证结论。⑤填写"辨证模拟训练记录"等。

第二阶段：带教老师现场点评（30分钟）

（1）学生汇报：每组的组长在课堂上宣讲本组病人的基本情况及证素辨证结果。

（2）提出问题：带教老师根据学生模拟辨证的情况指导学生提出问题并进行讨论。

（3）带教老师点评：在学生讨论的基础上，带教老师作出讲解，引导学生解决问题，作出辨证的结论。

（三）辨证的思路训练（15分钟）

第一阶段：临床病案分析（10分钟）

带教老师布置2～3个辨证分析题，要求学生按照临床辨证的要求，独立分析各病案的病位、病性等证素，并提出辨证结论。

第二阶段：电脑辅助思考（5分钟）

在带教老师的指导下，学生运用WF-Ⅲ中医辅助诊疗系统，进行计算机辅助辨证，对比前后两次的辨证结论，并找出导致差异的原因，重点分析辨证思路上的偏差。

四、辨证技能训练记录

学生姓名：_____　专业：_____　年级：_____　班级：_____　学号：_____

（一）临床病案辨证训练

	病人姓名	主　症	病　位	病　性	证　名
1					

续表

	病人姓名	主　症	病　位	病　性	证　名
2					
3					
4					
5					

（二）临床实例辨证训练

一般情况	病人姓名：		性别：	年龄：	职业：
	联系电话：			就诊日期：	
主诉					
病历摘要					
中医辨证	主症：		病位：		证名：
			病性：		

第五节　中医辨证训练教案示例

课程名称	中医诊断学模拟实训	带教老师姓名		教研室	中医诊断学教研室
教学对象			授课时间		
教学课题	辨证模拟训练	教学时数	3	教材版本	
教学目的要求	掌握：中医证素的提取及辨证方法 熟悉：中医辨证的基本过程及注意事项 了解：辨证思维方法				
教学内容提要	1. 辨证的基本内容 2. 辨证的模拟训练 3. 辨证的思考训练				
重点难点	重点：病位和病性辨证要素的提取 难点：临床实例辨证				

续表

教学组织设计	一、辨证的基本内容（20分钟） 1. 临床辨证过程　通过图表、文字简要阐释辨证的基本程序和常见证素的提取 2. 辨证思维方法　通过课堂现场病案分析，强调辨证4个方面：①注意整体审察。②重视四诊合参。③掌握动态变化。④明确个体差异 3. 辨证注意事项　通过文字简要阐释5点：①四诊资料全面准确。②注意以主症为中心。③尽量以一证释全病。④首辨多发、常见病证。⑤不断修正辨证结论 二、辨证的模拟训练（95分钟） （一）临床病案辨证（35分钟） 1. 辨证要素提取训练　在带教老师的指导下，学生对10个病案进行现场分析，掌握"病位"、"病性"辨证要素的提取方法 2. 临床病例辨证训练　带教老师根据训练内容筛选5个典型病案，学生按照辨证思路课堂独立完成辨证过程，并填写"辨证模拟训练记录"，并由带教老师现场分析讲解辨证的基本方法 （二）临床实例辨证（60分钟） 1. 学生辨证　以10~15位学生为1组，进行实例辨证训练。各小组从学生中筛选具有典型症征者作为病人，选定负责学生及分工，共同完成中医四诊、资料整理、病例讨论、现场辨证、填写"辨证模拟训练记录"5个环节 2. 带教老师总结　①提出问题，指导学生根据实例表现的问题，开展讨论。②解决问题，在学生讨论的基础上，引导学生解决问题 三、辨证的思考训练（5分钟） 1. 病案分析　带教老师布置2~3个辨证分析题，要求学生课后按辨证要求，分析各病案的病位、病性，并提出证名 2. 复习思考　带教老师根据课堂内容布置3~6个思考题，要求学生课后按中医辨证学的要求，认真思考
复习要点	1. 中医证素提取的方法 2. 中医辨证思维方法
参考书目	1. 朱文锋．证素辨证学．北京：中国中医药出版社，2008 2. 李灿东．新世纪创新教材．中医诊断临床模拟训练．北京：中国中医药出版社，2009
教研室主任意见	教学实施情况

附：辨证技能训练思考题

1. 如何理解症、辨证要素、证、证候、证名、证型的概念？
2. 怎样鉴别"阳虚"和"阳浮"两个证素？
3. 肝阳上亢证、风热犯肺证、肾不纳气证各包含哪些辨证要素？
4. 阐述"气不固"、"精亏"两辨证要素的主要临床表现。

5. 举例说明辨证要素的动态变化。
6. 试述辨证要素与主症的关系。
7. 准确辨证的前提是什么？如何才能保证准确辨证？

第八章 中医诊断综合训练

第一节 四诊要点提示

深入、全面地搜集和掌握来自病人的第一手资料是临床诊断的关键和基础。中医对临床资料的采集强调望、闻、问、切四诊合参,并对其所收集资料进行综合判断,以便准确进行辨证。

一、四诊的要点提示

(一)望诊要点提示

望诊对"神"这一概念应该从整体上把握,以双目为重点,兼顾神情、体态等,第一时间形成的整体印象往往是可靠的。

望色应注意排除假象,掌握五色主病的一般规律。需要指出的是,临床工作中,五色主病的诊法其实不如舌诊所提供信息那样全面而且直观。除了黄疸、恶性肿瘤中晚期、严重的贫血及病重的某些肾病病人面色有明显异常外,疾病导致面色异常在很多情况下都是不典型的。

舌诊是望诊中的重要内容,它具有直观的特点。舌诊中首先要注意的问题是,淡红舌其实是范围比较大的区域,只要舌苔薄白,无明显的裂纹、齿痕、剥落,干湿适中,淡红色偏红、暗红乃至淡紫都属于正常舌象。这是所谓的舌神。

舌苔一般是不会覆盖舌边的。因此,这个指导思想可帮助我们很好地识别所看到的白色到底是舌体的颜色还是舌苔的颜色。某些时候稍厚的白苔与淡红色的组合,很容易误认为这是所谓的淡白舌。

点刺舌主热,但实际上点刺主热的前提是舌红和(或)苔黄、舌干,或点刺非常明显、数量多,除此之外,并无明显的临床意义。正常女性非月经期间也可见舌尖部点刺,相对而言,男性的点刺更是集中在舌中两侧,此时并无临床意义。

(二)闻诊要点提示

咳嗽是闻诊的重要内容,咳嗽的鉴别不易掌握。尤其是咳声重浊、咳声干而不爽、干咳,它们在理论上不好描述和区别,事实上,单纯从咳声上看,也并不是好鉴别的。当然,痰浊内盛者导致明显的咳声重浊易识别,因为此时伴有明显的咳痰。因此,咳声作为闻诊,其实需要更多的问诊及望诊的信息来参与辨证,如痰的颜色及质地等。

喘和短气的区别,其实也是要依靠整体识别的,这从短气的表现"似喘而不抬肩"可证明。至于喘的虚实之别,虚喘以"深吸为快",实喘以"深呼为快",其实并不是绝对的,切不可以此为准绳,而应结合病史、全身症状等综合考虑分析。

(三)问诊要点提示

人的主观感觉,譬如腰膝酸软、耳鸣等,有时并不具有客观指针,因此问诊具有其他诊法所不具备的优点。对医学生而言，问诊无疑是现阶段乃至今后相当长一个阶段获得病情信息的最重要的方法。问诊其实是边问边辨证思考的过程，不像其他三诊，皆以被动为主，且皆是客观的表现，医生较易识别；当然，基于水平的高低，医生所获得的信息会有所不同。

相对而言，问诊的提高是相对一个较长时间的训练；往往会随着临床经验的提高而不断加强的。我们在前期实训，经常可看到问诊中单单主诉的构成就存在很大的分歧，这是基于医生问的问题不同，考虑点不同所致。但经过分析和解释，往往还是可以取得基本一致的共识，这同时也说明了问诊的客观性及趋向性较好。

当前阶段，还是遵循"十问歌"的内容为好，毕竟，它是信息提问要点。问诊中要注意对某些含糊答案的进一步询问。例如，对于多数病人来说，日常生活中比较常见的疼痛如酸痛、固定痛、刺痛，描述起来大多没有太大困难。生活中较少见的、从前没有经历过的疼痛，如重痛、空痛、掣痛等，病人往往难以准确描述。因此，病人有时候会描述为："说不出来的一种难受"、"不知道是什么样的痛"、"说不上来的痛"、"反正就是很难受，也不知道是不是痛"。在这种情况下，医生难以了解病人的疼痛类型，往往需要全面询问其兼症，综合分析判断其病因、病性。

问诊切忌对某些关键问题浅尝辄止。同一症状（现象），由于医生和病人理解的不同，往往会导致认识的重大差异。例如，问大便如何时，假如病人回答"还可以"，医生若不继续问，就容易丢失大量的信息。这是因为，病人认为稍微有点便秘干结或便溏等，他都会认为"还可以"；而大便的干结和便溏提示的临床意义一般正好相反！如不深入询问、不掌握问诊的技巧，便很容易导致信息的丢失，以致出现"无证可辨"的情况。

（四）切诊要点提示

切诊对脉象四要素（脉位、脉数、脉形、脉势）中的脉数是最容易掌握的，其次是脉位，而脉形和脉势的认识则较难统一。但是经过学习，大致可掌握有力脉和无力脉，从而对脉形和脉势有初步的体会。

相对而言，女性的脉象较细较弱，而男性的脉象普遍较强而有力；左右两手而言，右手的脉象比左手明显；女性尺部有相当一部分人难以体会到脉象；脉被多次触摸后，局部经气可激发，从而出现与最初不一致的脉象，例如可由沉脉变成浮脉、细脉变成大脉等；对脉象进行疾病前后对比是最有意义的，比如：就诊时的浮脉，单纯靠诊脉是难以区别的，是因身体瘦弱本身就具有的浮脉还是因为感受外邪所致的浮脉，数脉是天生的还是感受热邪等。因此，对脉象的诊断价值切不可盲目夸大。由于病人体质的差异和临床疾病的复杂性，临床实践中千万不要把历代医书或教科书中各种脉象的主病和临床意义绝对化，更不要一心只想着如何"以证测脉"。例如：迟脉虽主寒证但也可能见于邪热内结，表寒证发热也可见脉浮数等。因此，临床上要特别强调的是四诊合参，尤其当脉症不符时，更应当通过对四诊所采集的临床资料，结合体质、气候季节等环境因素进行综合分析，才能做到"舍脉从症"、"舍症从脉"。

二、综合运用四诊收集资料

医生运用各种诊法所收集到的临床材料，如病史、症状和体征，以及与疾病有关的社会、心理、自然环境等资料，统称病情资料。病情资料是诊病、辨证的依据。病情资料是否准确、全面，症状、体征的主次轻重是否清楚，是诊断准确与否的前提。

（一）四诊资料须保持完整性和系统性

病人的临床症状、体征，多种多样，病情资料是诊断的证据，证据越充分，诊断结论越容易作出，因此，四诊资料应力求完整而系统。

所谓完整性，就是四诊资料需要尽可能完整、全面。忽视病情资料的完整性，若有遗漏或过于简单，往往导致漏诊、误诊。所以在收集临床资料时，要求从整体审查、四诊合参的原则出发，不能只凭一个症状或体征便仓促作出诊断，不应片面强调或夸大某种诊法的作用。要发挥医生的主导作用，将诸种诊法综合运用，对病人进行全面而系统的调查，既诊察局部，也诊察全身，不仅要有症状和体征，还要发掘疾病深层次的社会、心理因素，做到察形与神、察机体与环境等的统一。某些病、证，除运用一般的诊察方法外，还需结合实验室检查或专科检查，才能得出明确的诊断。

病情资料的系统性，就是病情资料的条理化。由于病人的陈述、病情的演变、症状的轻重缓急、体征的有无等，往往都是零乱无序、没有重点、缺乏连贯性和关联性的，所以对病情资料需要有一个归纳整理，使之条理清晰、主次分明的综合处理过程。忽视病情资料的系统性，若杂乱无章、主次不明，则往往难以下结论。

（二）四诊资料的准确性和客观性

病情资料的准确性和客观性是正确诊断的关键。病人的临床表现，往往错综复杂，如果有些病情资料不够准确和客观，便会影响诊断。决定病情资料准确、客观的因素，包括主观因素和客观因素两个方面。

主观因素来源于医患双方。医生在临床时，应防止主观性和片面性，避免先入为主、主观臆测或暗示的方法，如问诊时不应只"问其所需"或"录其所需"，否则不仅影响病情资料的完整性，也影响了病情资料的客观性。源于病人方面的主观因素，是指病人是否如实地、准确地反映了病情。病人由于受年龄、文化程度、表达能力、心理因素以及神志状况等因素的影响，陈述病情的准确程度有很大差异，当有表达不准、不全、不清，甚至隐讳、夸大等情况时，医生应能及时发现，设法引导加以弥补，以保证病情资料的准确、可靠。

客观因素多指疾病本身，病人的临床表现，有的虽然显露但难以做到客观，有的隐藏于内而难以凭感官发现，有的病情真实，有的病情为假象。所以，一方面医生要准确地运用每一种诊法，善于抓住病情的主次，透过现象看本质，而不被假象所迷惑；另一方面则应运用有关检查手段，以保证病情资料的可靠性。常规的体格检查，尤其是与病证直接相关部位的检查或专科检查，更应仔细分辨，如发现心界扩大、心脏杂音，肺部的干、湿啰音，腹内肿块的大小、质地等，对于辨证或诊病均有重要意义；血液常规、大便常规、小便常规等检查，可以弥补医生凭直观感觉诊察的不足，增强病情资料的准确性程度；根据不同情况，必要时做实验室检查，如心电图检查、X线检查、超声检查、生物化学检查、病理学检查、临床细胞学检查、内镜检查、骨髓检查、免疫学检查、X线电子计算机体层摄影检查、磁共振成像检查、放射线核素检查、遗传学检查等，借鉴这些现代检测手段所获得的临床资料，为中医诊断服务，尤其是对于明确疾病的诊断常具有特殊意义。

第二节 重视四诊合参，全面分析四诊资料

整体观念是中医认识自然、社会、人体、疾病的基本认识观，具体反映在诊法中首先就要求医生综合应用各种诊法，以便全面、详尽的收集各种信息资料，从而做出正确的辨证诊断。望、闻、问、切4种诊法以各自独特的手段方法，分别从不同的角度去诊察病症，临床上单用某一种诊法所搜集到的病情资料通常只反映了病症的某一方面的情况。因此，要想全面地掌握病情，必须四诊合参。民间那些认为中医就是"摸摸脉、看看舌"的说法，或以一诊代替四诊，把四诊割裂开来的认识和做法都是片面的。医生只有通过四诊并用，综合分析，全面掌握病情，才能抓住疾病的本质，对病情作出准确的判断。疾病是复杂多变的，临床表现会出现假象，如颧赤非热、脉迟非寒，故诊法运用中要四诊合参以辨析真伪，不可以偏概全。

四诊合参，首先指的是对某一症状、体征的多视角的诊察，是考察症状的全面性、客观性、真实性问题。如发热，病人有感觉发热或手足心发热，通过问诊可知：体温升高，通过按（触）诊可察；结合望诊，还可见面红、舌红等，可称之为局部四诊合参。

四诊合参，以了解整体情况或辨别真伪时，有的需要两者结合，如望诊结合按诊；有的需要三诊结合，如问诊与望诊、闻诊结合；也有如望、闻、问、切四诊结合。一般认为，舌象、脉象是反映机体整体情况的信息，舌诊、脉诊也是每一次诊察病情必用的诊法，这种诊法合参，可称之为全身四诊合参。

一、局部四诊合参

局部四诊合参，是就某一局部症状、体征的多视角的诊察。其目的是对某一局部症状体征的性质、程度、范围和真实性等作全面诊察。从诊法方法学上看，有局部望按结合、望闻结合、望问结合、问按结合、问闻结合、按闻结合6组两种诊法的结合；此外，还有3种方法的结合，从理论上讲，有望问按、望闻按、望问闻、按问闻4组方法的结合。

（一）望按结合

望诊，是医生运用视觉对人体外部情况进行有目的地观察，以了解健康状况，测知病情的方法。望诊在中医诊断学中占有重要的地位，被列为四诊之首。但望诊也有其一定的局限性，望诊的准确性与医生临床经验的积累密切相关，并易受到光线等外部情况的影响，单凭望诊所获的信息不全，要注意将望诊与其他诊法密切结合。特别是临床辨别色泽、斑疹、汗液、痈疽、瘿瘤、乳蛾等的寒热虚实阴阳，需要将望诊与按诊结合，方可准确地判断疾病的本质。下面举例说明：

1. 色泽　《灵枢·五色》认为：以五色反映疾病性质，则"黄赤为热，白为寒"。临床上大多数情况下都遵循这个规律。一般来说，望诊面色㿠白、按诊手足俱冷者，是阳虚寒盛，属寒证；望诊面色通红、按诊手足俱热者，多为阳盛热炽，属热证。

但是，在某些疾病的病情危重阶段，可以出现一些与病理本质所反映的常规证候不相符的"假象"。此时，要辨别寒热之真假，更需要望按结合，才能去伪存真，避免误诊。比如望诊见病人面色浮红，好像是热证，但结合按诊可触摸到病人四肢厥冷、躯体胸腹皆凉，再参合病人舌淡、苔白等症状，不难看出其病理本质实为真寒假热证之"戴阳证"。又如，

某病人面色紫暗、苔黑伴恶寒、手足逆冷等，好像是寒证，但按诊可见胸腹灼热，再结合其咽干口臭、小便短赤等表现，可知其为阳盛格阴之真热假寒证。再者，对实热与虚热的分辨，一般而言，满面通红伴身热者为实热，两颧潮红伴五心烦热者为阴虚火旺之虚热。临床辨别时，注意望诊与按诊的结合。若望诊面红、按诊身热者，多为实；反之，望诊面红、按诊身不热者，一般为虚。

2. 汗液　绝汗，发生在病情危重之时，此时望按结合以分辨病性之阴阳非常关键。望诊见病人汗出如油，按诊汗液热而黏手，伴高热烦渴、脉细数疾者，为亡阴之汗，见于亡阴证。望诊见病人大汗淋漓，按诊汗液清稀而凉，伴身凉肢厥、脉微欲绝者，属亡阳之汗，见于亡阳证。

又如，对战汗的判断，望诊可见病人全身战栗抖动，而后汗出，此为战汗。战汗是邪正相争、病变发展的转折点，应望按结合以辨其顺逆。若按诊汗出热退、脉静身凉，此为顺证；若汗后烦躁、脉疾身热，此为逆候。

(二) 问按结合

问诊是医生获取病情资料的主要途径之一，在四诊中占有重要位置。病人的自觉症状、既往病史、生活习惯、饮食嗜好、婚育生育等情况，只有通过问诊才能获得。然而，问诊也易受到医生主观意愿及其问诊水平、病人表达能力等因素的影响，为了避免所获病情资料片面或失真，在问诊时，要注意结合按诊等其他诊法，深入细致地询问，才能准确全面地了解病情。

1. 疼痛　导致疼痛的原因很多，其病因可分因实致痛和因虚致痛两类，临床辨析时问按结合方可准确地辨其虚实。若病人痛势较剧，持续不断，按诊患部见痛而拒按者，多属新病、实证；反之，其痛势较缓，时痛时止，按诊患部见痛而喜按者，多属久病，虚证。

2. 潮热　潮热有日晡潮热、湿温潮热和阴虚潮热等，问按结合有助于辨析其具体类型：

(1) 阳明潮热：病人诉每于晡时（即下午3～5时）发热明显或热势更甚，按诊可见其腹满硬痛拒按，伴口渴饮冷、大便秘结者，为阳明潮热，又叫日晡潮热，属于胃肠实热证。

(2) 湿温潮热：病人诉每于午后发热明显，按诊可见病人肌肤初扪之不觉很热，但扪久即感灼手（即身热不扬），属于湿温发热。

(三) 望闻结合

闻诊是通过听声音和嗅气味以了解病情的诊察方法，包括诊察病人的声音、呼吸、语言、咳嗽、呕吐、呃逆、嗳气、太息、喷嚏、哈欠、肠鸣等各种声响以及病体发出的异常气味、排出物的气味及病室的气味等。临床运用闻诊时，单凭听和嗅获取的病情信息往往不够，特别是对分泌物、排泄物及某些排出体外的病理产物的形、色、质、量的判断，需要望闻结合方能做出准确全面的判断。

1. 痰　临床上应首先分辨咳声的轻重以辨别虚实，同时结合望诊观察痰的色、量、质的变化，并参考咳嗽的时间、病史及兼症等，以鉴别病证的寒热虚实性质。

闻诊咳声不扬，结合望诊见痰稠色黄、不易咳出者，多属热痰。若咳声重浊紧闷，结合望诊见痰白清稀，无特异气味者，多为寒痰。若咳吐浊痰脓血，或脓痰如米粥，气味腥臭异常者，多是肺痈，为热毒炽盛所致。若咳有痰声，其痰量多易咯，多属痰湿阻肺所致。若干咳无痰或少痰，甚则痰中带血，多属燥痰。结合望诊，若病人久病，两颧潮红，伴潮热盗汗等，多为阴虚肺燥；若属新病且见于秋季则多为燥邪犯肺所致。若咳吐粉红色泡沫样血痰，望诊见病人面色㿠白，甚则口唇青紫、指甲发绀，伴心悸气喘、水肿尿少者，多为阳虚水泛，水饮凌心射肺所致。

2. 呕吐　若闻诊吐势徐缓，声音微弱，望诊见其呕吐物清稀者，多属虚寒证。若闻诊吐势较猛，声音壮厉，望诊见其呕吐物色黄黏稠，或酸或苦者，多属实热证。若闻诊口气酸臭，望诊呕吐物呈酸腐味的食糜，多属食滞胃脘所致。

（四）望问结合

问诊是医患交流的主要方式，通过问诊可以了解病人的不适和痛苦所在。然而，由于病人对医学知识普遍了解不足，在陈述病情时可能表述不清，因而造成单靠问诊获取的信息可能出现偏差；同时，病人注重的往往是自身的感受和不适，而神、色、形、态等外部表现，只有通过医生的望诊才能了解。因此，要全面准确地了解病情，就需要望问结合。下面以望色为例说明望问结合。

望色即观察人体皮肤的色泽变化以了解病情、诊断疾病的方法，望色重点是对面部皮肤色泽的观察。在望色时，若病人的面色异常，应该结合问诊询查疾病相关的原因，以及病人的自觉症状，从而判断疾病的本质。

1. 赤色　若望诊见满面通红，问诊知其发热、恶寒，伴口渴、大便秘结、小便短黄等症状，为里实热证；长期两颧部潮红，问诊知其潮热、盗汗、咽干等，为阴虚证。有时病人满面通红，问诊知其有长期嗜酒史，则为酒热致脉络扩张所致，饮酒后面部、颈部、周身赤色。

2. 白色　若病人长期面色淡白缺少光泽，问诊知其有失血病史（如月经过多或产后失血或外伤等），或者有摄入不足（如减肥）、营养不良等病史，伴有头晕眼花等症状，可确诊为气血亏虚。若病人面色白而光亮虚浮称㿠白，问诊知其伴有形寒肢冷、口淡不渴、小便清长、大便稀溏等症状，则可诊为阳虚水泛；若面色发白，神情慌张，问诊知其突然受到惊吓，为惊恐所致。

3. 黄色　病人面色萎黄，问诊知其伴有食少、腹胀、纳呆、便溏等症状，则是脾虚所致。若病人面色黄而虚浮，称黄胖，问诊知其伴有头身困重、带下量多，或呕吐痰涎，则是由于脾失健运，水湿内停所致。

4. 青色　病人长期面见青色，伴情志抑郁，胁肋胀痛不适，则为肝胆病；面色发青，表情痛苦，问诊知其脘腹痛、大便泄泻、有大量食用冷饮之病史，则为寒邪直中脏腑；局部青紫，问诊有外伤史，则为外伤所致之血瘀证。

5. 黑色　病人长期面色黑而晦暗无光泽，问诊知其腰膝酸软，精神委靡，性欲减退，则可能为肾虚；面色灰黑，肌肤甲错，问诊知其身体某部位疼痛夜甚、拒按者，则可能为血瘀日久所致；病人眼眶周围发黑，若问诊有经常熬夜或长期失眠病史，则可能为长期睡眠不足引起。

总之，当机体出现某些异常的外在现象，如面色、舌质、舌苔等，医生必须望诊与问诊结合才能全面客观的判断疾病的本质。

（五）闻问结合

闻诊包括听声音和嗅气味两个方面，医生在闻诊时若发现病人所发之声音异常，或嗅到病人发出的异常气味，应结合问诊以进行资料的补充，以帮助正确地辨证。

1. 太息　又称"叹息"。若听到病人时常太息，问诊知其性格内向、情绪郁闷、或胸胁、乳房、少腹胀痛，或月经不调，则可能为肝气郁结所致。

2. 惊呼　若小儿睡时惊呼、夜啼，询问其陪诊者知其白天外出受过惊吓，则为受惊所致；成人惊呼，举止失常，问诊知其有精神病史者，则为精神失常。

3. 谵语与郑声　病人胡言乱语，声高有力，问诊知其伴有身热烦躁等，则为实热扰神之谵语；若病人语言重复，低微无力，时断时续，问诊有神疲乏力、心神涣散，则为心气大伤之郑声。

（六）按闻结合

按诊是切诊的重要组成部分，通过按诊可以进一步探明疾病的部位、性质和程度，使其表现客观化，特别是对脘腹部疾病的诊断有着更为重要的作用。在运用按诊时，结合闻诊则可以进一步明确疾病的原因和性质。

如，脘腹按之较硬而疼痛，闻诊有嗳气、酸腐者，多为宿食停滞胃脘所致；按之脘腹肌肤发凉，但无明显压痛者，多为寒邪犯胃。按之胃脘饱满，闻诊无异常口气，但辘辘有声者，为胃中有水饮。

（七）望问按结合

望诊，是医生运用视觉对人体外部情况进行有目的地观察，以了解健康状况，测知病情的方法。通过望诊，观察神、色、形、态的变化，不仅可以反映人体的整体情况，而且可作为分析气血、脏腑等生理病理状况的依据之一。当应用望诊获知病人神、色、形、态的异常变化后，往往还需要结合问诊了解病人的主观不适与痛苦，同时运用按诊以进一步确定望诊之所见，补充望诊之不足，而且亦可为问诊提示重点。这3种诊法的综合应用就是望问按结合。

如望诊见某病人眼眶周围发黑，若问诊有腰膝酸软、畏冷肢凉、腹部胀满、小便短少，按诊见肢体水肿，腰以下肿甚，则可判断为肾虚水泛。

再如，望诊见某患儿神疲欲睡，面色通红略紫，呼吸急促，咽喉红肿；问诊知当地正麻疹流行，患儿发热、嗜睡、小便短少色黄；按诊其胸腹灼热烫手。则可望问按结合判断为感染麻疹病毒，里热炽盛，麻毒欲透。

（八）问望闻结合

问诊主要侧重于了解病人主观感受到的痛苦和不适，临床应用时，还需要结合望诊诊察疾病表现于外的客观征象，以及结合闻诊了解特殊气味、声音等表现，以全面的判断疾病的寒热虚实等属性。例如，诊察二便，应注意询问大小便的时间、量的多少、排便次数、排便时的感觉以及兼有症状等；同时要运用望诊观察二便的性状、颜色；运用闻诊诊察二便之气味等内容，问望闻三诊综合分析判断，可以更全面地了解病人的消化功能、水液代谢及脏腑功能状态等情况，更为判断疾病的寒热虚实提供重要依据。

1. 小便　若新病小便频数、短赤而急迫，望诊小便黄赤混浊，闻诊有臊臭气者，多属膀胱湿热。若病人久病，小便频数，量多色清，无特殊气味，伴形寒肢冷，多为下焦虚寒，多因肾阳不足所致。若小便排出不畅而痛，望诊尿色发红，属肉眼血尿，为热邪迫血妄行所致。若尿有砂石，尿赤涩痛，时时中断，为砂淋。若尿色白，浑浊如米泔水或滑腻如脂膏，为尿浊、膏淋，伴腰膝酸软，倦怠乏力者，多为脾肾虚羸。

2. 大便　如大便秘结，排出困难，望诊见病人面色、舌色淡白，问诊知其有失血或生血不足的病史可查，是阴血不足、肠失濡润所致。若大便干燥硬结，燥如羊屎，且临厕努挣，排出艰难，伴口干咽燥，有伤津病史可查，多为大肠液亏、传化不行所致。若大便秘结，伴气弱声低、乏力短气者，为气虚失运、传送无力所致。若大便秘结，尿清肢冷，望诊见面色㿠白，伴舌淡、脉弱者，是阳虚寒凝、气机滞塞所致。若大便稀散不成形、质地清稀，或完谷不化，闻诊其气微腥，伴形寒肢冷者，属寒湿困脾或脾胃虚寒。若大便色黄如糜，或暴泻如水，闻诊其气恶臭，伴身热口渴、舌红苔黄腻者，属湿热泄泻。若大便如脓涕，色白或红，闻诊粪质秽臭，伴腹痛肛灼、里急后重，有饮食不洁病史可查者，为湿热痢疾。若大便色白如陶土、溏结不调，望诊见皮肤、目睛发黄者，是谓黄疸。大便色绿、泄泻臭如败卵、矢气奇臭者，是宿食停滞、消化不良之故，多见于婴幼儿。

（九）望问切结合

望诊可帮助观察病人外在的神、色、形、态的变化，问诊主要侧重于了解病人主观感受到的痛苦和不适，而按诊则可进一步确定疾病的部位、性质、程度等，望问按结合可为临床准确辨证提供更充分的依据。

如温热病过程中出现斑疹，往往为热入营血的征兆。辨斑疹之顺逆需要望问按结合。若望诊斑疹色红，分布均匀，先出现在胸腹，后出现在四肢，问诊若病人斑疹的透发后热势渐退、神志清楚，切诊脉静肢凉者，则提示为顺证。若望诊斑疹颜色深红或紫暗、分布不均、密集成团，先出现在四肢，后出现在胸腹，问诊病人仍热势不退、神志不清，切诊脉数疾、身体灼热者则为逆证。

再如，望小儿指纹时，若望诊指纹颜色较正常略红，问诊病人有感受风寒病史，伴恶寒重，发热轻，切诊脉浮者，多见于外感风寒；若望诊指纹颜色紫红，问诊病人感发热、口渴、小便短黄，切诊脉数者，多见于里热。

（十）按问闻结合

按诊对于了解局部冷热、润燥、软硬、疼痛的喜按拒按、肿胀，判断疾病的部位、性质和病情轻重等具有重要意义。在按诊前，首先要运用问诊了解疾病发生的原因、诱因、缓急及病人自觉症状，同时还要结合闻诊帮助判断病之虚实。

如诊疼痛时，若按诊肌肤柔软，按之痛减，问诊知其发病缓、疼痛时痛时止，闻诊见其语声低微、呻吟声音低弱、时断时续者，为虚证；按诊硬痛拒按，问诊知其发病急、持续性疼痛，闻诊见其语声高亢、呻吟声音声高有力者，为实证。

二、全身四诊合参

《医门法律》说："望闻问切，医之不可缺一。"之所以要四诊并用，从全身角度而言，是对各个部分所收集的症状、体征信息的综合分析。由于四诊是从各自不同的角度诊察病情，获取病情资料的手段各异，不可互相取代，各诊所收集的资料均对诊断有益。同时，临床上的病情资料，有时并不完全一致，甚至会出现矛盾，若单凭某诊就有可能导致误诊，只有诊法合参才能鉴别真假，全面分析，才能得出正确的诊断。

前人有谓"察舌质可知脏腑气血之虚实，辨舌苔可测知病邪之深浅、寒热和胃气之存亡，舌与苔的润燥可验津液的盈亏"。说明舌象对判断正气盛衰、病邪性质、病位深浅、病情进退都具有重要的指导意义，可以说，舌象是"内脏的一面镜子"，舌象可以反映五脏六腑及全身气血津液的状态。同时，寸口脉可候五脏六腑之生理病理信息，因此舌象、脉象作为反映全身状态的诊断信息，在诊断每一病、证时均可作为诊断的依据，故舌、脉可视作全身性整体信息，与其他诊法所获得的信息之间要结合，并相互参照。前人有所谓"舍症从脉"、"舍脉从症"、"舍舌从症"、"舍症从舌"等说法，就是说，在综合全身病理信息时，要注意去伪存真，综合分析。全身角度的四诊合参，当其四诊信息不矛盾或者说性质完全一致时，情况就比较简明，具体反映在各辨证章节中，这里不作赘述。下面重点讨论四诊信息不一致，即存在相互矛盾时的问题。

（一）脉症不符

脉象是机体生理病理变化在寸口的反映，是疾病在发生、发展、演变过程中的体征之一，能较客观地反映机体的生理病理状态。脉象的真假可以预测疾病的顺逆，脉症相应者为顺，不相应者为逆。一般情况下，脉象与病证、症状属性是一致的。但由于病情复杂多变，临床常出现脉象与病证不相符的情况，此时必有"一真一假"，无论脉、症哪个"真"或"假"，都从不同的角度反映了病情的真实一面。例如：外感表实证脉浮而有力为脉真，反映邪盛正实，正气与邪气交争剧烈，是脉症相应的顺证；若表实证出现细、微、虚、弱等虚脉，提示正气已虚或正气被邪郁闭，脉象先于症状出现，为脉症相反的逆证。久病脉来沉、细、微、虚、弱者，提示正气虽不足而邪气亦不盛，脉象反映了病证的真实属性，为顺证；若久病见浮、洪、实、数脉，提示病情加重，为逆证。

1. 脉症不符的常见原因

（1）疾病本身的复杂性：临床上，疾病的表现往往复杂多变。对不同的疾病以及在疾病的不同发展阶段，症状与脉象在辨析疾病时的贡献度各有侧重，其发挥的作用往往不尽相同。相当于对疾病的常规认识而言，有时脉为假，症为真；有时症为假，脉为真。

（2）脉象的临床意义复杂多变：脉象是临床上最为复杂的症状之一，同一种脉象可见于不同病证中，不同病证亦可见到相同的脉象。比如数脉，一般多主热证，而在气血不足的虚证中亦可见到，只是脉数无力；再如迟脉，一般多主寒证，而邪热结聚之胃肠实热证亦可见到。因此，脉象的临床意义极为复杂，并非一脉对一证。

（3）医生诊脉的偏差：脉诊主要靠医生指目感觉领悟，各人感觉灵敏度各异，诊脉意见难以统一；加上脉象易受内外环境的影响，如运动、情绪等会影响诊脉的准确性，初涉临床的医生诊脉结论往往出现偏差，也是导致脉症不符的原因之一。

2. 四诊合参，确定从舍

（1）舍脉从症：在症真脉假的情况下，一般舍脉从症。例如：症见腹胀满、疼痛拒按、大便燥结、舌红苔黄厚焦燥而脉迟，此症实热内结肠胃是真，而脉迟主寒，与病证的实热病机不相符，为假象，是热邪阻滞血脉运行所致，应当舍脉从症。

（2）舍症从脉：在症假脉真的情况下，一般舍症从脉。例如：形瘦纳少，脘腹胀满，脉见微弱，结合四诊，此症属于脾胃虚弱所致的虚胀，脉虚弱则反映的是真虚，故当舍症从脉。又如：热邪郁闭于里，症见胸腹灼热，渴喜冷饮，心烦尿黄，四肢厥冷，舌红苔黄，脉滑数。症状中四肢厥冷的寒象与病因病机不相符，而舌、脉真实地反映了疾病的本质，故舍症从脉。

必须明确，对于脉症从舍的含义，不可机械地理解为简单的"取"与"舍"。作为同一个病人，无论其脉、症有怎样的不符，但其病变的本质则是统一的，只是疾病的复杂性导致显现出与常规认识不同的"假象"。疾病的表现是多维度、复杂多变的，所谓"真"与"假"是相对于对疾病的常规认识而言，因而"从"与"舍"实际上是相对的，往往是"从中有舍"、"舍中有从"。临床上，当脉与症表面看似不符的时候，其所谓"假象"的脉象或症状，有时恰恰是辨证之关键所在，如果不仔细辨别病机而简单舍弃，往往会出现严重的辨证错误。例如，病人四肢厥冷、寒战神昏、面色紫暗、脉沉迟、胸腹灼热，前面诸脉症乃一派阴寒证的表现，为什么又出现"胸腹灼热"症？仔细分析，原来是由于邪热内盛，阳气郁闭于内而不能外达四肢之阳盛格阴证。如果我们一见"胸腹灼热"与其他脉症不符就不加分析地盲目舍去，就会误辨为里实寒证，后果不堪设想。

总之，脉与症的从舍应四诊合参，参透病机之内在联系，对脉与症互勘互证，知常达变，综合分析病情后才能取舍得宜，作出正确判断。

(二) 舌症不符

由于疾病的发生发展是受多种内外因素影响的，其舌症的表现亦随之变幻无穷，临床很多情况下舌象与症状的表现并不一致，称之为"舌症不符"。遇到这种情况时，一定要注意四诊合参，方能正确的决定取舍。

1. 舌症不符的常见原因

(1) 病未及血及心，因而舌质与症不相符：心、肝、脾、肾四脏的经络和络别、经筋与舌都有直接联系，其他脏腑的经气也可间接地通于舌。尤其心主血脉，舌乃心之外窍，故无论任何病变，只要累及于心或病之于血，都能从舌质反映出来。如感受热邪，其性虽热，但若未造成血热，或未造成心火亢盛，则舌色未必见赤。又如中度贫血病人，血红蛋白虽低，但如属阴虚火旺者，其舌质非但不淡反而偏红，因血属阴，血虚阴亦虚，阴虚则火旺，心火旺其窍色赤而不淡。又如外伤局部有瘀血肿块、色暗、青紫，肿痛拒按，有明显瘀血之外候，但查其舌未必有瘀象，因其瘀血未及心，心血无瘀阻则其窍无瘀象。而有的病例外无瘀象而舌质瘀暗，是为心血瘀阻变见于其窍，其病则较有症而无舌象者为重，预后亦不良。凡此种种，皆因病未及心和血，故舌质与症不相符。

(2) 病未及脾胃，造成舌苔与症不相符：舌苔是由于脾胃之气蒸腾胃中食浊循经上潮于舌而成。《辨证指南》说："舌之有苔，犹地之有苔，地之苔，湿气上泛而生，舌之苔，胃气蒸脾湿上潮而生，故曰苔。"当病及脾胃时，则邪气随脾湿之气上潮于舌而为病苔。凡是病及于脾胃，则变见于苔。例如咳嗽一症，有的虽然痰多，但舌苔不腻，就是因为病变只在肺而未及脾胃之故。外感湿邪初期，舌苔亦常不腻，也是这种缘故。

(3) 舌症不相符与体质禀赋有关：正常人无病之舌，形色各有不同，有表现清洁者，有稍生薄苔者，有鲜红者，或有齿痕者，这是因为禀赋之不同，故人舌象亦异。病后之舌象，自然因禀赋之不同而有别，素有舌苔者，当湿痰或饮邪为病时其苔必增厚；素苔少者，其苔必较薄；舌质素淡者，虚则愈淡；舌质素红者，热则愈赤。如此等等，常出现舌症不符之象。

2. 四诊合参，确定从舍

(1) 舍舌从症：病人有一定证型的症状、体征，但无相应的舌象。这种情况下常见于病情较轻、病位浅、病邪未及脾胃，更未及血及心者，故其舌质舌苔均如常人，如感冒轻症，肝气郁结尚未及血分时，舌象一般无明显变化，可表现为"淡红舌，薄白苔"，应舍舌从症，根据症状体征进行辨证施治。

(2) 舍症从舌：有舌象而无明显症状者，一是由于体质禀赋的关系出现舌象；一是病邪在内，尚无外候，如若病发，其势必重。许多疾病在发作之前，往往先有异常舌象，这种情况不应等闲视之，应密切注视，仔细观察，争取早期诊断，早期治疗。例如，病人仅体检发现"轻度脂肪肝"，无任何不适症状，似乎陷入无症可辨的困境，然细观舌象，可见舌体胖大、边有齿痕，提示病人属痰湿内盛的体质，这给我们的治疗提供了一个思路，辨证应该"舍症从舌"。

(三) 舌脉不符

察舌与切脉都是中医诊断之特色。舌象、脉象作为反映全身状态的诊断信息，在诊断每一病证时均可作为辨证的主要依据,并要相互参照。但临床经常出现舌象与脉象不符甚至相左的情况。

1. 舌脉不符的常见原因

(1) 舌滞后于脉,造成舌脉不符:对杂病而言,一般舌象的变化通常需要一段时间才会改变,而脉象的变化则可因机体内外因素的影响而迅速改变。比如,普通感冒病人风寒表证初起,脉象已现浮紧,而舌象仍正常(淡红舌,薄白苔),未出现明显变化;又如,某人受到惊吓,此时马上切脉,脉象即可表现为动脉、数脉,甚至促脉、结脉或代脉,但舌象却不会发生明显的变化。也就是说,舌与脉的改变存在一定的"时差",这就造成了舌脉不符。

(2) 脉滞后于舌,造成舌脉不符:外感温热病病程较短,邪在肺胃,在舌苔上能够及时得到反映,而脉象的变化则可能滞后于舌。例如温病邪热从卫分转入气分,舌苔由白转黄,邪入营分,其舌必绛,邪入血分,舌有出血痕迹。湿热内蕴时,其苔必黄厚而腻,湿浊中阻,苔必滑腻。腻苔渐化,表示湿邪将退。光舌逐渐生新苔,表示胃气津液将复。在外感温热病中,病情的进退都能够在舌象上得到反映,此时脉象上虽有变化,但不如舌象的反映及时,从而导致舌脉不符。温病学家叶天士、吴鞠通等在温病发展过程中最重视舌象变化,原因就在于此。

(3) 各种客观因素影响舌象:有许多客观因素影响舌诊,例如舌苔会受到许多客观因素影响而造成染苔,影响辨证,如白苔食橄榄即变黑,食南瓜即变黄。服用许多药物亦可造成假象,如服黄连素片舌苔可发黄甚至舌体也会起变化,如服阿托品可使舌质红而干燥,服激素可使舌质变红、舌体肿胖,服用一些有色药物亦会产生染色苔等。有时在观察舌象时,病人伸舌动作不当,往往也会造成假象。

2. 四诊合参,确定从舍 当舌脉不符时,如何揭示疾病本质?下面结合临证案例进行探讨。

吕某,女,58岁,反复腹泻3年余。病人近3年来无明显诱因反复腹泻,每于进食后上症加剧,春夏尤甚,大便日行2~5次不等,含少许黏液及未消化食物,气味秽臭,泻前脐腹疼痛,泻后痛缓。伴食纳减退,四肢乏力,头晕,渴不欲饮,面色萎黄无华,腹平软,全腹无压痛。舌暗苔少中裂,右脉弱,左脉弦,微数。辨证脾虚湿热型泄泻。

分析:此病人症状十分典型,辨治亦属简单。盖胃病日久,中土衰败,湿邪内聚,久而生热,而成本虚标实之证。右(关)脉候脾,弱者示脾虚;左(关)脉候肝,弦者示土虚木乘;脉微见数象可知湿热浊邪在内。然而,舌何以反暗,苔少中裂?《灵枢·经脉篇》说:"足太阴之脉……连舌本,散舌下。"病人中焦虚损既久,气血生化无源,气虚则无以温煦推动,故舌质见暗象;血虚则难以上荣,故又见苔少中裂。然而,此时气血虚少并非疾病的主要矛盾。湿热之象已见于脉,并证之于症,故此时舌象不足为凭,而应脉症合参也。为何湿热不显于舌呢?《金匮·脏腑经络先后病》说:"清邪居上,浊邪居下。"本案湿热之邪虽生于脾,而实聚于肠,邪在下焦,故难以迅即外现于舌也。

(四) 症症不符

疾病所反映出来的外在表现时往往是杂乱无序的、多方面的,四诊各自从不同角度收集病情信息。当我们把收集到的四诊资料进行综合分析时,会发现某些症状与症状之间会出现"互相矛盾"的现象,这就是"症症不符"。遇到这种情况,更需要我们运用四诊合参的原则,全面分析以理解疾病的病机。下面举例说明。

1. **手足冰冷与胸腹灼热** 某病情发展到寒极或热极之时，有时会出现既寒又热的互相矛盾的现象，常见的有真热假寒与真寒假热。比如真热假寒：又称阳盛格阴、热深厥深，因邪热内盛，阳气被遏不能外达四末，病人自觉手足冰冷，但疾病的本质是阳热亢盛，故按诊可知其胸腹灼热。一般而言，胸腹为脏腑之所居，对"症症不符"的病人，辨别寒热真假时，胸腹反映的一般是真象。

2. **脘腹胀满作痛与少气乏力** 某些病人出现脘腹胀满作痛、脉弦等似实证表现，但却又有少气乏力、食少便溏等虚候。几种症状之间出现了症症不符。其实，病人是因脾胃气虚，脾失健运，水谷不化，气血生化无源，临床表现食少、大便溏薄、少气懒言、四肢倦怠、面色萎黄、舌淡等，但由于脾胃运化无力，中焦传输不利，而出现脘腹胀满作痛、脉弦等似邪气有余之盛候。

总之，遇到症症不符的情况时，应遵照四诊合参的原则，参透疾病的病机所在，方能准确辨别疾病之本质。

第三节 辨证信息综合分析

一、病情信息概述

病情信息的采集及转换，是诊断思维的基础，也是医生认识疾病的过程。医生通过对病人的询问、检查以掌握病情资料，经过类比、归纳、演绎、反证、模糊判断等思维活动，做出对病人的健康状态和疾病本质的、理性的、抽象的判断，得出疾病诊断的理性认识过程。

（一）病情信息分类常用方法

1. **类（对）比法** 指通过已知与未知间的对比而达到明确诊断的思维方法。即将病人的临床表现和已知的某一常见病或证进行比较，若两者主要特征相吻合，此病或证之诊断便可成立。

如病人表现为发热、恶风、汗出、脉浮缓，这与《伤寒论》所说"太阳病，发热汗出，恶风，脉缓者，名为中风"之说相符，因而便可诊断为太阳中风证。又如病人因精神刺激后出现烦躁多言、不知饥、不欲眠、呼号歌唱、裸体奔走、打人毁物等表现，这与"弃衣而走，登高而歌，或至不食数日，逾垣上屋"（《素问·阳明脉解》）、"少卧不饥，善骂詈，日夜不休"（《灵枢·癫狂》）的狂病极其吻合，因而可诊断为狂病。

临床上见有头晕、眼花、头摇、肢体战抖等症者，常认为是"动风"所致，这就是所谓取类比象；颜面或四肢新起局部肿痛灼热、形小根深、坚硬如钉之状者，其病常诊为"疔"。这种形象思维也属于类比法。

类比法是一种直接的对应思维方式，具有迅速、简捷的特点，它不需要作更大范围内的思考，当病情不复杂而表现又很典型时，类比法诊断的准确性就高，而熟练掌握各常见病、证的临床表现及诊断要点，是采用类比法的先决条件。

2. **归纳（类）法** 指对复杂病情通过归类分析而达到明确诊断的思维方法。即将病人表现的各种证候，按照辨证要素进行分类归纳，或按病类进行区分，即据症分组，有机结合，从而认识病变的本质。

当病情表现复杂或者病情资料很多，诊断时如果只按记录的前后顺序，一个一个症状地分析其临床意义，势必会杂乱无章，感到无所适从，或者丢三落四，不得要领，甚至会本末倒置，得出错误的结论。此时最常用的简便方法是归纳（类）法。

比如某病人下肢水肿、尿少、舌胖、苔滑，知有水液内停；病程长、疲乏、畏冷、肢凉、舌苔白、脉弱等，属于阳虚之征；腹胀、不欲食、大便时溏等，是病位在脾的表现；腰膝酸软、性欲淡漠、余溺不尽等，又是肾虚之候；病人以心悸为主诉，并有胸闷、喘不能卧、脉促等症，则是病位在心的表现。这样把各个症状按其可能的本质性因素进行归类，并估计其各自可能性的大小，从而可把似乎孤立的每个症状串联起来，并从中认识当前病变的本质。该病涉及水、阳虚、脾、肾、心等辨证要素，再按中医学理论进行分析判断，可知为脾肾阳虚、水气凌心证。

又如病人以神志昏蒙为主要表现，神志不清前有表情淡漠、嗜睡、头痛、烦躁不安等症，并见呼吸深快、瞳孔缩小，说明病变已及脑神，属于厥病类疾病；有长期肾病病史，并有尿少或无尿，提示病位在肾；口中有尿臊气，血中尿素氮、肌酐增高、二氧化碳结合力降低，说明有浊毒内积。病情虽然复杂，但若能如此归纳分析，则肾厥的诊断并不困难。

3. 演绎法　指对病情进行由浅入深、由粗到精的层层深入分析，直至明确诊断的思维方法。

如某病人为新病突起，有感受外邪的病史，可知其一般属外感病范畴；症见发热明显，已不恶寒，并有口渴、舌红、脉数，说明表证已不存在，而是里热证；又表现为咳嗽明显、气喘、咳黄稠痰，则知病位在肺，故本证为肺热炽盛证；这就是辨证时由粗到精、层层深入的演绎法。

又如因外伤所致，前臂局部肿胀压痛明显、活动受限，属于损伤类疾病；损伤部位出现功能障碍，或有畸形，或有异常活动及骨擦音，X线摄片检查见骨折等，病属骨折类疾病；病变部位主要在前臂远端桡骨，因而可诊断为桡骨骨折。

另外，根据脏腑、气血等的生理基础，而推导其病理变化，以及"久痛入络"、"久病及肾"等；或者根据适合于病情最恰当的方剂，再据该方的适应证，而得出证名诊断，即所谓"以方测证"；临床上常用的按病分证，即首先诊断为何病，再从其常见证型中选择最符合病人病情的某证作为诊断，也都可视之为演绎法。

4. 反证法　又称否定法。指通过否定而达到确定诊断的思维方法。对于类似病证难以从正面进行鉴别时，可从反面寻找不属于某证、某病的依据，起到从反面论证某诊断的作用。

如《伤寒论》第61条说："下之后，复发汗，昼日烦躁不得眠，夜而安静，不呕，不渴，无表证，脉沉微，身无大热者，干姜附子汤主之。"六经病变皆有可能出现"烦躁"，究竟是何证呢？张仲景用"无表证"三字，否定其为太阳病证；用"不呕"两字，否定其为少阳病证；用"不渴"两字，否定其为阳明病证，于是其病变可能是在三阴，结合"脉沉微、身无大热"，便可确认其为少阴阳虚证，故用干姜附子汤治疗。

又如一小儿症见发热、咳嗽、皮肤出现淡红色丘疹，不知属麻疹或是风疹？若初起有泪水汪汪、喷嚏，而耳后、枕后无核肿大者，应为麻疹，反之，则为风疹。

（二）病情资料属性的分类

对病情资料属性的划分，是根据它们在辨病、辨证中的意义和性质而确定的。一般可划分为必要性资料、特异性资料、偶见性资料、一般性资料和否定性资料。

1. **必要性资料** 指这种资料对某些疾病或证候的诊断是必然要见到的资料，缺少了就不能诊断为这种病或证。

必要性资料，一般是病证中的主要表现，要诊断为某证或某病，必有此症，但不等于有此症就一定是此病或此证。如咳嗽是肺咳病的主症，为肺咳病的必要性资料，但是不能一见到咳嗽就诊断为肺咳，因为咳嗽还可见于哮病、肺痈等肺系的多种疾病之中。又如热扰胸膈证必见烦躁，无烦躁就不能诊断为该证，但并非凡见烦躁者都是热扰胸膈证。因此，必要性资料并不是排他性资料，即某症对某病或某证的诊断为必有，但不等于此症只主此病或此证。

2. **特征（异）性资料** 指对病或证的确诊具有特征性意义的资料。这种病情资料仅见于该种病或证，而不见于其他的病或证。因此，一般只要出现这种资料，即可诊断为该种病或证。但应注意该种病或证却不一定都见到这种症状。

如大便排出蛔虫，只见于蛔虫病，而不见于其他疾病，故只要见到便蛔，便可诊断为蛔虫病，但是没有便蛔也不能排除蛔虫病的可能性。梅核气一般认为是痰气郁结所致，但是没有梅核气也不能说病人就不是痰气郁结。又如只要见盗汗，一般认为是阴虚证，但是没有盗汗也不能说就不是阴虚证，因为还可凭五心烦热、舌红少苔、脉细数等而诊断为阴虚证。特征性资料，还可以包括一些非特异性资料的有机组合，从而对某病或某证的诊断具有特异性。如阳明经证的大热、大汗出、大烦渴、脉洪大等"四大症"，就每一症状而言，对阳明经证并无特异性，但其组合在一起，则对阳明经证的诊断具有特异性。

3. **偶见性资料** 指在该病或该证中出现频率较少，或可出现，或不出现的资料。偶见性资料的出现随个体差异而定，一般认为其对诊断的价值不大。

如《伤寒论》第96条载："伤寒五六日，中风，往来寒热，胸胁苦满，嘿嘿不欲饮食，心烦喜呕。或胸中烦而不呕，或渴，或腹中痛，或胁下痞硬，或心下悸、小便不利，或不渴、身有微热，或咳者，小柴胡汤主之。"可见诊断少阳病小柴胡汤证的主要病情资料为"往来寒热、胸胁苦满、嘿嘿不欲饮食、心烦喜呕"，而自"或胸中烦而不呕"以下，皆为或然见症，即为偶见性资料。

但是，偶然性中可能隐藏着必然性，有些偶见性资料可以提示病证的转化等，因而亦不可忽视。如胃脘痛病人，若见大便色黑如柏油，则提示有络损出血。又如老年人经常干咳少痰，偶见痰中带血，则应疑及肺癌之可能。

4. **一般性资料** 指某一症状对任何病或证的诊断既非必备性、又非特异性，只具有一般诊断意义的资料。

临床上的症状，许多属于一般性资料，如神疲、头晕、乏力、不欲食、思睡、口不渴、舌色淡红、舌苔薄白、脉弦缓等，可以在很多疾病中出现，甚至多数病人都有可能出现其中一两个，这些表现单独出现时，对任何证或病的诊断意义都不是很大，缺乏特异性。但是，病人不可能只表现一个症状或体征，通过询问或检查，常可发现与之有关的其他阳性或阴性资料，而将一般性资料与其他资料组合在一起的时候，便可显示出其临床意义。如上述症状组合在一起，或者其中某些症状表现突出时，则有可能提示气虚或有湿邪。又比如气候干燥或潮湿、某处隐痛等，并非病证诊断的特征性指标，然而这些资料仍是辨证以及某些疾病诊断的依据，如湿阻、着痹等病，就必有天气潮湿的因素。因而一般性资料也是具有临床意义的，不能轻视。

5. **否定性资料** 指某些症状或某些阴性资料，对于某些病或证的诊断具有否定性意义，即某一病或证在任何情况下都不可能出现的资料。若能掌握相关病证的否定性资料，则往往能将类似病证加以鉴别而使诊断变得果断迅速。

如不恶寒、无汗、口不渴、不发热、二便调、舌淡红等，似为阴性资料，但在某种情况下可起到鉴别、否定诊断的作用。本恶寒者不恶寒，说明不再是表证；风寒表证而无汗，说明并非太阳中风。又如肝风内动证可由多种病机导致，若病人"动风"时并无发热、舌红、脉数等症状，显然不属于热极生风。育龄期妇女停经，可以由多种原因导致，但若"身有病而无邪脉"，则提示并非月经病，而常是早孕的征象。可见，阴性症状也是病情资料中的重要组成部分。

总之，必要性资料与特征性资料是诊断病或证的主要依据；偶见性资料提示诊断的可能性，但难以确定诊断；一般性资料具有综合定性的意义；否定性资料则能为鉴别诊断提供依据。因此在病情资料中，不仅要有揭示病或证的阳性症状或体征，而且要有鉴别病或证的阴性症状或体征。

二、辨证信息的综合分析

（一）知常衡变是辨证必备的基础知识

四诊过程中，除了注意病人的症状和体征外，还要注意四时气候、地理环境以及生活习惯等方面的影响；辨证过程中，除了明确各个证的辨证要点，还要考虑人与自然的联系以及脏腑之间的动态平衡关系。

1. 性别 "女子以血为主，以肝为养；男子以精为主，以肾为先天"。性别不同，人体气血有异，何况女子有经带胎产等生理特点，相同的致病因素、病理机制，其证候特征也会有不同。

2. 年龄 小儿生机蓬勃，发育迅速，又因脏腑娇嫩，形气未充，五脏六腑成而未全，全而未壮，称为稚阴稚阳之体，在病理上，由于机体柔嫩，气血未充，经脉未盛，神气怯弱，脏腑精气不足，致病易虚。成年人五脏六腑精气旺盛，气血旺盛，正气充沛，抗病力强，多为实证。老年人肾精亏损，脏腑功能日衰，气血阴阳不足，得病以虚损证候为主，急病多易损伤肝肾之阴、心肾之阳。

3. 体质 体质强壮者，多表现为骨骼粗大、胸廓宽厚、肌肉强健、皮肤润泽，反映脏腑精气充实，虽然有病，但正气尚充，预后多佳。凡体质衰弱者，多表现为骨骼细小、胸廓狭窄、肌肉消瘦、皮肤干涩，反映脏腑精气不足，体弱易病，若病则预后较差。阴脏人，特点是体矮胖、颈短粗、肩宽胸厚、身体后仰、喜热恶凉、大便多溏，为阳较弱而阴偏盛，易从阴化寒，多寒湿内停。阳脏人，特点是体瘦长、头长颈细、肩窄胸平、身体前屈、喜凉恶热、大便燥，为阴较亏而阳偏旺，患病易从阳化热，伤阴伤津。

4. 季节 春夏秋冬，温热凉寒，一年四季，气候变迁。春季多风，夏季多暑，长夏多湿，秋季多燥，冬季多寒，六气不同，伤之则各有不同。

（二）四诊合参，相互印证

"诊法合参"，是指四诊并重，诸法参用，综合收集病情资料。由于疾病是一个复杂的过程，其临床表现可体现于多个方面，必须诊法合参，才能全面、详尽地获取诊断所需的临床资料；再者，望、闻、问、切四诊是从不同的角度检查病情和收集临床资料，各有其独特的方法与意义，不能互相取代，故中医学强调诊法合参。正如《医门法律》所说："望闻问切，医之不可缺一。"《四诊抉微》也说："然诊有四，在昔神圣相传，莫不并重。"医生对望诊或脉诊等有精深的研究和专长，虽可赞许，但如果忽视其他诊法，甚至以一诊代替四诊，则不可取。张仲景批评说："省疾问病，务在口给。相对斯须，便处汤药。按寸不及尺，握手不及足，人迎趺阳，三部不参，动数发息，不满五十，短期未知决诊，九候曾无仿佛，明堂阙庭，尽不见察，所谓窥管而已。夫欲视死别生，实为难矣。"医生不能全面了解病情，便难以作出正确的诊断。实际上，临床时是四诊合参运用而难以截然分开，往往望时有问、有闻，按时也有望、有问等，并通过问诊等而提示检查的内容。比如对排出物的诊察，往往是既要望其色，又要闻其气，还要问其感觉。又如在腹诊时，既要望其腹之色泽形状，又要叩听其声音，还要按知其冷热、软硬，并问其喜按、拒按等。

　　临床诊病时，有时是望色在先，有时是闻声在先，有时是问病在先，并不都是按问望闻切或望闻问切的固定顺序进行。在中医诊断学教学过程中望、闻、问、切是分而论之的，但在临床实际运用中望、闻、问、切是综合在一起应用的，当病人出现在诊室，医生习惯性地打量一眼，此时多采用的是望整体，病人给人的整体感觉即神，病人的步态或特殊姿势，病人的面部的气色如何，此一眼即观察了病人的神色形态，从而从整体上进行了把握。当病人就座后开始问诊，在和病人交谈的同时，医生也会注意到病人的头面、颈项部等处即局部望诊。在问诊时如病人诉说某个部位异常时，医生也会特意的关注，主要是异常之处的色泽、形态。同时还会采用触、摸、按、扣的按诊手法仔细探查即按诊。在问诊与按诊这种近距离接触下，医生很容易嗅到病人呼吸道或者身体的气味，同时医生也会听到病人在叙述病情时的语声，或者在此期间其他特殊的发音，此两者即为闻诊，其次再进行脉诊与舌诊。

　　望、闻、问、切四诊是中医诊断疾病的基本方法，通过对四诊所得的临床资料的分析和综合，一般能作出正确的诊断，但其前提是四诊并重，全面搜集临床资料。第一，疾病的过程是一个复杂的过程，其表现在多方面，只有四诊并重，才能全面、详细地获取所需临床资料。第二，四诊是从不同角度检查病情，收集资料，各种诊法独具特殊意义，不能互相取代。第三，在复杂、有时出现"假象"的病证中，只有四诊并重，才能鉴别真假，去伪存真，如病人自觉恶心、心悸、胸闷等，只能通过问诊获得；而舌象、脉象等有些征象只能是医生检查所得，不可能通过问诊获得；疾病过程中某些病理声音，如咳声的强弱、高低、清浊，只能凭医生的听觉去判断。因此，为了提高诊断的准确性，减少误诊，强调四诊并重是十分重要的。即如前人所谓"上工欲会其全，非备四诊不可"。

　　在通常情况下，临床资料的搜集并不十分困难。但是，要全面地占有临床资料并非一件易事，因为它涉及与疾病有关的所有资料，如疾病的原因、诱因、表现特点、症状体征、发病和治疗过程及对药物的反应等。这些资料的取得需要通过望、闻、问、切及临床观察等一系列复杂的过程，有时这个过程还要反复进行，才能得到疾病的真实情况。全面迅速获得有价值的诊断线索，同时选择有针对性的体检及辅助检查项目，就能很快获得正确的诊断。

　　1.病情信息的一致性　在多数情况下，症状、体征等各种病情资料所提示的病理意义，即所主的病证，一般是一致的，可用统一的病机进行解释，称为"脉症相应"、"舌脉相应"、"症舌相符"等。如病人畏寒、大便稀溏、小便清长、面色淡白、舌体淡胖、舌苔白润、脉沉迟无力等，均为阳气亏虚的虚寒证候；又如病人发热、口渴、大便秘结、小便短黄、面色赤、舌质红、舌苔黄、脉数等，其所揭示的病情本质均是实热证。这种病情资料单纯、明显、临床意义一致的病例，说明疾病的本质不甚复杂，因而有"脉症相应为顺，舌脉相符为吉"等说法。医生诊断时，要认识其本质也是比较容易的。

2. 病情信息的非对称性　病情各方面的资料不一致，临床意义不相同，甚至似乎存在着矛盾的情况，即所谓"脉症不相应"、"舌脉不符"、"症舌相反"等，这在临床上也并不少见。如在八纲辨证中提到的寒热真假、虚实真假，所谓热深厥深、虚阳浮越、至虚有盛候、大实有羸状等，其表现就有典型的不一致性。它反映了疾病过程中的特殊规律，体现了疾病的复杂性。病情资料之所以不一致，可有多方面的原因。一是病情本来就很复杂，有多种病机存在，寒热夹杂、虚实相兼、多病同存等，不同的病情资料反映着不同的病理本质。如病人本有胃阳亏虚，复有湿热之邪从下感染，则可表现出胃脘冷痛、呕吐清涎、纳少腹胀等胃寒证候，又有尿频尿痛、小便短赤、脉滑数等膀胱湿热的表现。二是病情发展的特殊性，因果交替、标本相错，有的症状、体征已经发生了变化，而有的尚停留在原有状态，或舌脉等未引起明显变化等。三是可能受到治疗措施等的影响，如热性病由于大量输液而小便并不短黄，长期使用肾上腺皮质激素可致舌红而胖大，癌症病人经过放射治疗、化学药物治疗后会出现发热、恶心欲呕、脱发等，通过仔细诊察分析，亦可发现其机制所在。

对于病情资料所示病理本质的不一致性，前人虽有所谓"舍症从脉"、"舍脉从症"、"舍舌从脉"、"舍脉从舌"、"舍症从舌"、"舍舌从症"之类提法，但临床切不可简单地舍弃某些病情资料。因为任何病情资料都有一定的临床意义，均反映着一定的病机，都可能是"真"而并不是"假"，即使是不一致，甚至是矛盾的资料，都有可能反映着不同的病机，关键在于能否用中医学理论去正确分析、认识其中的机制。要说"舍"，只能说是舍弃那些常规的、一般的认识，只能说是医生未能了解其所提示的特殊的临床意义罢了。如有的只知数脉主热，而不知心阳亏虚者亦常见数脉；只知阳虚者小便清长、自汗，而不知阳虚不能气化、蒸腾津液时亦可见尿少、口渴、无汗；只知舌有裂纹主阴津耗损、舌短主风痰阻络或危重病情，而不知皆有属于先天生理性者。只知其常而不知其变，只知其一而不知其二，自然会对某些特殊现象不可理解而以为是假象。当然，病情资料的不一致，一般反映病情复杂、病机多端、有主有次、有因有果，给诊断带来困难，这就要求医生应认真询问、检查，全面掌握病情，熟悉中医学理论，并善于分析思考，方可从纷纭复杂的病情中把握病证的本质。

3. 追本溯源，深入分析疾病本质　中医学强调"治病必求其本"。这里的"本"，一是指疾病发生的起因、诱因或相关因素；二是指疾病的本质，是治疗的依据。追本溯源就是要积极地探求疾病的起因，揭示疾病的本质，避免和减少误诊的思维方法。

人类的疾病是不断发展变化的，医生的认识也必须随着疾病的变化而变化，任何固定的、一成不变的认识方法都有可能导致误诊。临床上，疾病和病因相同的病人可能表现不同的症状、体征，而症状、体征相同的病人亦可能是来自不同的疾病和病因。因此，对疾病首先要"溯其源"，从病因调查入手。在诊断过程中既应当熟悉各种病证的基础规律，同时又要详细了解疾病的全过程，从源头上、根本上"求其本"，寻找病变的症结所在，这也就是我们通常所说的"审证求因"。当然追本溯源的方法很多，除了传统的四诊之外，还应充分利用可以利用的各种检查手段，把握疾病的本质，尽可能减少误诊。

中医的辨证思维过程是一个从现象到本质的过程。如咳嗽、发热、痰黄是一组现象，各自代表不同的病理反映，临床上如果仅仅依据这些现象采取相应的治疗，如止咳、清热、化痰，很可能是有效的。但是，如满足于这种感性的认识而"对症下药"是不够的，在

"有效"的背后潜伏着误诊的危机，所以必须深入探讨疾病的本质。从诊断来说，应想到感冒、肺痈、肺痨、肺癌等；从证候上说，则有可能是风热犯肺，或热邪壅肺，或痰热壅肺，也可能是肺阴虚或肝火犯肺，这些病证的本质不同，预后也不一样。因此面对各种现象应力争从本质上把握疾病的全过程，认真分析，找出病证所在，这既是中医诊断学的基本含义，也是治疗的基本要求。

《蒲辅周医话》中"谈治病求本"中记载了一例失眠病人的治疗过程："（病人）自述不思食、不思睡、夜愈欲睡愈兴奋，昼却头昏然寐亦不能，其他无任何不适。查其舌、脉亦无特殊变化。观其所服方药皆系养阴、清热、重镇安神之类。反复考虑不外如此治疗，何以毫无效验？详细询问，才知道病人在两月之内，几乎天天饮酒食肉。故余猛然醒悟，此乃膏粱厚味郁积蕴热，热郁阴分，内扰神明，神不安宅。故而精神亢奋。此病虽未见脾胃积滞之实象，但不思食即可以从积滞论治，因膏粱厚味郁积发热不能与燥热内结等同，山楂最善消肉积，故用山楂八钱、神曲五钱、麦芽五钱、茯苓三钱，令其煎服。一剂后小便较正常略多，且自觉发烫，极臭；当晚即感睡意蒙眬，两剂后即能正常入睡。之所以能够通过消积滞以达到安神的目的，就是失眠之'本'，乃是膏粱厚味所发之郁热内扰阴分所致。"

三、辨证方法的综合运用

常见中医辨证有八纲辨证、脏腑辨证、经络辨证、六经辨证、卫气营血辨证、三焦辨证以及病性（六淫、气、血、津液）辨证等，各有特点，有的定纲领、有的定病性、有的定病位，在具体运用中相互交叉重叠使用。

八纲辨证是辨证的基本纲领，表里、寒热、虚实、阴阳可以从总体上分别反映证候的部位、性质和类别，具有提纲挈领的作用。脏腑辨证、经络辨证、六经辨证、卫气营血辨证、三焦辨证，是八纲中辨表里病位的具体深化，即以辨别病变现阶段的病位（含层次）为纲，而以辨病性为具体内容。其中脏腑辨证、经络辨证的重点是从"空间"位置上辨别病变所在的脏腑、经络，主要适用于"内伤杂病"的辨证；六经辨证、卫气营血辨证、三焦辨证则主要是从"时间（层次）"上区分病情的不同阶段、层次，主要适用于"外感时病"的辨证。

辨病性则是八纲中寒热虚实辨证的具体深化，即以辨别病变现阶段的具体病性为主要目的，自然也不能脱离脏腑、经络等病位。其中六淫、虫、食等，主要是讨论邪气的侵袭停聚，为病，则与六经辨证、卫气营血辨证、三焦辨证等的关系较为密切；而气血、津液、阴阳虚损等，主要是分析气血、津液、阴阳等正气失常所表现的变化，与脏腑辨证的关系尤为密切。

总之，八纲是辨证的纲领；辨病性是辨证的基础与关键；脏腑、经络等辨证，是辨证方法在内伤杂病、外感时病中的具体运用（表8-1）。

表8-1　　　　　　　　　　　中医辨证方法的特点及应用

辨证方法	特　　点	应　　用
八纲辨证	各种辨证的基本纲领（从表里、寒热、虚实、阴阳反映证的基本特点）	所辨证候为纲领证，适用于临床各科疾病辨证

续表

辨证方法	特 点	应 用
病因辨证	导致证候当前发病原因的辨析（包括六淫、七情、阴阳盛衰证候等）	所辨"病性"证候为基础证，适用于临床各科疾病辨证
气血津液辨证	导致证候当前病理性质的辨析（包括气病、血病、津液病证候等）	
脏腑辨证	以脏腑病位为纲，对疾病进行辨证（包括脏病、腑病、脏腑兼病证候等）	所辨证候为具体证，适用于"内伤杂病"的辨证
经络辨证	以经络病位为纲，对疾病进行辨证（包括十二经脉、奇经八脉病证等）	
六经辨证	以不同阶段、不同层次地反映外感病证的演变的规律	所辨证候为具体证，适用于"外感时病"的辨证
卫气营血辨证		
三焦辨证		

在熟悉了各种辨证方法的特点与相互关系之后，临床便可根据病情的具体实际而灵活选择恰当的辨证方法进行辨证。一般可首先分析一下是属于外感时病还是内伤杂病，再用八纲进行分析，以初步明确基本病性与病位。如果是内伤杂病，一般以脏腑辨证为主，结合气血、津液、阴阳等具体内容进行辨证。如果是外感时病，一般选用卫气营血辨证及六经辨证的三阳病证，并注意结合六淫、疫毒等内容进行辨证。三焦辨证的实质是将三焦所属部位的常见证按三焦进行归类，临床很少单独运用。六经辨证中的三阴病证实际上主要属脏腑辨证的内容。经络辨证主要是针灸、推拿诊疗时运用较多，经络循行部位的证候表现明显时，亦应根据经络理论辨证。

八类辨证方法各具特点，各有侧重而难于独立运用，相互补充而不能相互取代，形成了辨证体系的纵横交叉的网络，故临证必须在对各种辨证方法全面了解的基础上，综合起来，灵活运用，才能克服上述不足。

在辨证的思维中，应根据具体病情的特点选择最为适宜的辨证方法进行辨证。一般可分为三步进行：

第一步：运用病因辨证初步分析疾病属外感时病或内伤杂病。

第二步：运用八纲辨证初步确认病变之病位、病因、病性。

第三步：根据病变类型，选用不同方法进行辨证。若为内伤杂病，则以脏腑辨证为主，结合气血津液辨证、病因辨证开展辨证分析；若为外感时病，则以六经辨证、卫气营血辨证、三焦辨证为主，结合病因辨证、气血津液辨证开展辨证分析，根据所患外感时病中伤寒病、温热病、湿温病的不同，而对3种外感病辨证方法加以选择。

四、辨证操作规范与注意事项

（一）以主症为中心的资料综合分析

在诊法过程中，以主症为中心收集病情资料，可使病情资料系统条理、重点突出、主次分明。临床辨证时应以主症为中心开展辨证资料的分析，通过主症的辨析，常可确定病变的主要病位，从而提示诊断的大致方向。如某外感病人症状为恶寒，发热，头身疼痛，无汗，咳嗽，痰稀色白，苔薄白，脉浮紧。若以恶寒、身痛、脉浮紧为主症，其病位在卫表（风寒袭表证）；如以咳嗽、痰稀色白为主症，则病位在肺（风寒犯肺证）。

以主症为中心分析辨证资料时，也应注意结合其他症状，即要以多数症状作为辨证依据。因为不同症状是从不同侧面反映证的属性的。如咳嗽、痰稀色白既可为风寒束肺证的主症，也可是寒邪客肺证或饮停于肺证的主症，但是若伴有恶寒发热、头身疼痛等症则可辨为风寒束肺证；若伴有气喘、形寒肢凉、脉迟等则可辨为寒邪客肺证；若伴有咳痰量多呈泡沫状、胸闷、心悸、倚息不能平卧、苔白滑等，则可辨为饮停于肺证。

（二）首先考虑常见证和多发证表现

常见证和多发证是临床上经常见到的，所以在分析病情资料作出诊断时首先应考虑常见证和多发证，这种直接的思维方法可以简化对辨证资料分析的复杂性。但是，对疑难杂证、危急重证作临床分析时，也应考虑到少见证和罕见证的可能。临证时，对病人的临床表现尽量以单一证型来概括，便于抓住重点，使治疗有较强的针对性。

（三）兼见症状是辨证分型的重要依据

病证的诊断一般不能根据一两个主症确定，而必须综合全部资料，进行综合判断，方能得出正确的结果。可对病人已有的症状逐一归类分析，以确定其属何性质，意义大小如何。如"头痛"一症，则应根据头痛的兼见症状的性质，综合判断头痛的病因和病性。若头痛呈紧痛，兼恶寒、身痛者，为外感风寒；如呈灼痛，伴发热、咽痛者，为外感风热；如呈胀痛，且头晕、目眩者，为肝阳上亢；如为闷痛，兼胸闷、苔腻者，是痰浊上扰；如呈刺痛，有外伤、脉涩者，是瘀阻脑络。

在资料分析过程中，应注意处理反映机体与环境、形体与神气、局部与整体、邪气与正气、疾病与证候等关系的材料；既要重视中医宏观辨证的依据，也不可忽视现代化检测、仪器检查的结果；也应注意反映现象与本质、共性与个性、宏观与微观等资料的辨证关系。

（四）特征性症状常是诊断的关键

某些症状是病证诊断的特征性指标。如出现咽喉假膜可诊断白喉病；呛咳后有鸡鸣样回声可诊断百日咳病；口气中散发出烂苹果味可诊断为消渴病重证；饥不欲食诊断胃阴虚证等。此外，个别关键症状是病证鉴别诊断的重要依据。如根据是否"恶寒"以鉴别太阳病、阳明病；有无"腹满便秘"鉴别阳明经证、阳明腑证；"尿清长"与"尿短赤"鉴别阴虚火旺证、虚阳浮越证等。

（五）不断修正和补充临床辨证资料

证候有由不典型到典型、由简单到复杂的过程，再因其他因素的干扰，使证候的临床表现出现差异。所以辨证，有一个从表到里、从现象到本质、从感性到理性的认识过程；所提出的初步证名诊断是一种假说，其正确与否还有待于验证，故需不断予以修正和补充完善。

（六）无证可辨及对策

辨证论治是中医诊断的精髓，但注意的是若把辨证提到了绝对的高度，过于强调辨证论治是中医诊断学的唯一特色而不正确处理好证与病的关系，忽视病的存在，常会导致临床实践中无证可辨的尴尬。如脱发年轻病人，生活饮食均正常，只是脱发严重，从何论治？年轻白发病人，排除遗传性的因素，中医多为肾虚所致，可病人并无腰膝酸软、耳鸣头晕等，是否仍可按肾虚论治？粉刺，并无内热证候，亦无湿热证，脏腑辨证无从入手，该如何辨证？青春期痛经，只是行经期腹痛剧烈，而平日并无寒热证候和脏腑气血津液异常，该如何认定痛经的辨证施治？

病性特点的准确把握是提高辨证技能的核心。整体观作为中医学的另一瑰宝，其中脏腑辨证是临床最常用的辨证手段之一。内伤杂病当首选脏腑辨证和病性辨证。当习医者初涉中医学，如果过于专注于脏腑辨证，而忽略六淫、阴阳（虚损）、气血、津液等病性辨证，一旦遇到脏腑辨证无所适从的时候，则会感到无证可辨。故医者临床要注重病性辨证，掌握六淫、气血、津液、阴阳虚损以及情志证候各自的主要特点，这有助于改善无证可辨的困境。例如，某肢痿软无力的老年病人，常感下肢乏力、精力较差、面色无华、舌淡脉细，按脏腑辨证颇为困难，考虑气血亏虚，予补阳还五汤加味补气活血通络，治疗半个月而愈。某一肩部疼痛病人，诉无明显诱因出现肩胀痛1周余，肩关节X线平片无异常，活动无障碍；另一病人腕部疼痛近10余年，得热稍减。前者胀痛，考虑气滞，重用行气之品取效；后者得热稍减，考虑寒凝为主，重用温经散寒之剂治愈。以上皆是从气血、六淫等病性的角度考虑辨证施治。

病因对证的形成有重要意义，应予以重视。既然证是疾病过程中一定阶段病位病性的高度概括，这就意味着某一阶段并不充分并不典型的证是存在的。当证不典型时，结合病因往往对病性的提示有重要意义，在某些情况下可改变无证可辨的状况。例如：上述所提及的脱发是否与近期心情有关系，是否与慢性病史有联系，是否与过于劳累有关系等？针对病因所致的疾病特点，尽管病性有时不甚明了，仍可取得较好疗效。某学生诉近1周内有失眠之苦，每到夜间上床就无法入睡，精神亢奋，而夜深一旦入睡则晨醒觉头昏不爽，脉沉弱，胃纳稍差，舌淡红苔稍白，而其他并无明显的不适。无法进行自我辨证，问病因乃知半月前有献血史，不寐病机多责之于阳盛阴衰，考虑心脾两虚证。予归脾丸，7天后失眠消失。

六经病证为疑难杂症的辨证施治提供契机，六经病提纲证，不仅能够掌握其在伤寒病中的辨证规律，而且还可以以将其扩大至杂病的辨证范围。掌握六经病辨证特点，无证可辨时可现端倪。《黄河医话》中何中州名老中医曾治刘某，头痛已两三年之久，前额及太阳穴处疼痛如裂，难以忍受，每天下午3点半左右发作，5点半左右渐止，除此时间，饮食工作如常人，每天按时发作，已成规律。平素口干鼻燥，经中西医多方治疗无效，详细询问病史，病人忆及当时因感冒而得。诊其脉浮而弦紧，舌苔薄白，口微干，二便自如。何老按六经辨证，其痛处为太阳及阳明经循行经路，下午3时~5时为阳明经旺盛之气，考虑为太阳阳明经留邪未解之症，遂用桂枝加葛根汤与之，病人服1剂药后，头痛大减。仅觉微痛，服第2剂药后头痛未再作，自觉如常人，为防留邪未净而反复连服6剂，疾病痊愈。某半百妇人，诉无心脏疾病、高血压、糖尿病等病史，近10余年每晚入睡前左胁部疼痛，持续数十秒，睡眠尚可，舌红苔薄，脉弦，曾服用中西药均无明显效果，然其两胁疼痛、脉弦与小柴胡汤证颇为相似，予小柴胡汤试治，7剂好转，15剂后基本消失。可见，经方的使用极其灵活，只要临床特征性证候与仲景书中的描述相符合，就可将经方信手拈来，而不必受后世创立的诸种辨证方法的限制。因而重视经方的运用，实际上也扩大了辨证的内涵。

注意辨病，它可弥补辨证的不足。如上述对于脱发、白发、粉刺、痛经等，确实无证可辨的话，可"以病代证"。中医的辨病施治并非近世才提出，一般认为渊源于《黄帝内经》，创立于《伤寒杂病论》，因受历史条件的限制，这种中医学固有的辨病施治方法不仅未能随着历史的发展而得到应有的发展，反而被不断突出的辨证施治所掩盖。辨病是中医学固有的方法，它着重于疾病病理变化全过程的认识，强调疾病内在的生理病理变化规律。因为证是疾病某一阶段病性病位的高度病理概括，故病在无证可辨特定阶段的治疗确实茫然，离开证的治疗往往有无的放矢之嫌。但是，数千年的临床实践，还是使病的治疗有一定的规律（常表现出不典型的证型），因而专病专方的治疗某些时候也有很强的针对性，从而亦能保持较好的疗效。譬如，脱发、白发用七宝美髯丹，粉刺用枇杷清肺饮，痛经用温经汤，睾丸疼痛用暖肝煎，蛔厥用乌梅丸等；专病专药中有茵陈退黄，海藻、昆布软坚散结而治瘿肿，常山、青蒿截疟，黄连、鸦胆子治疗痢疾等。辨病可以弥补辨证的不足，从而丰富了中医诊断学的内容。

注重微观辨证对辨证的指导意义。微观是相对宏观而言，传统的中医辨证在于宏观，即通过望、闻、问、切"观其外以测其内"，也就是通过疾病显现于外的证候表现以推测其内部脏腑的病理变化。微观是指肉眼和知觉得不到或感知不到的而需要用现代仪器和化验检测才能得到的信息，微观辨证是用传统的中医理论对用现代仪器和化验所得到的资料、信息进行辨证，指导临床用药，从而提高中医药治疗的临床疗效。微观辨证在某些时候是宏观辨证（四诊）的必要和有益的补充，它丰富了中医诊断学的内涵，改变了无证可辨的窘境。譬如，乙型肝炎病毒携带者中不少无自觉症状，饮食起居、睡眠各方面均无异常，往往是在体检时发现肝功能及乙型肝炎病毒血清学标志不正常；冠状动脉硬化性心脏病（冠心病）病人，不少也是既无心绞痛，又无脉象上的异常，只有心电图不正常；糖尿病病人不少也仅仅是体检发现血糖高。病灶的微观改变存在而宏观未见，这是因为作为特定阶段的病性病位的"证"尚未形成的特定阶段。如此，病人有客观指标却无证可辨，若过于强调辨证必然导致无证可辨的尴尬境界，因而引入微观辨证实属必要。一是可使中医学在"病"的认识上与现代医学达成共识，抓住契机，齐头并进；二是可以动态分析该微观指标是否为以后典型"证"的形成提供依据，可否完善该病和证的有机结合。此外，这些无证可辨的情况与中医学所倡导的"上工治未病"的"未病"在某种程度上是一致的，对"未病"治疗的要求更是要求微观辨证的深入，为病和证的治疗提供研究基础。临床根据微观检测结果用专药，效果也较满意。如朱良春教授治疗乙型肝炎病毒携带者，常用桑寄生、白花蛇舌草、僵蚕、蜂房、板蓝根、甘草等，有不少病人在坚持服药数月后，HBsAg可转阴。冠心病病人心电图异常者，服益气、养阴、活血剂，亦可使T波低平或倒置纠正。糖尿病予益气养阴、活血祛瘀均能较好改善预后。

解决无证可辨的关键措施，其一在于加强对中医基础理论和文献的学习，重视病性特点、病因、六经病辨证特色；其二是要引入病的概念，中医学对于疾病的诊断并非只有证，它对病也是高度重视的；其三则要在正确评估四诊辨证的同时，把微观辨证积极地纳入中医诊断学范畴并不断发展之。如此，才可能在实践中正确处理无证可辨的尴尬，才可能在临床实践中找出经济性和有效性最佳结合点的优化治疗方案。

（七）案例分析

案例1

曾某，男，5岁半。2006年3月16日就诊。患儿前天起即精神疲乏，不爱活动，昨天始发热，给服安乃近半片，服药后嗜睡，发热未退，夜间稍有咳嗽，今早抱来急诊。症见面唇略紫，神疲欲睡，目赤畏光，四肢厥冷，呼吸迫促，鼻流涕，偶有干咳，胸腹灼热烫手，咽喉红肿，左侧第一臼齿对面的颊黏膜处有数颗针尖大小的灰白色小斑点，周围绕以红晕，两肺呼吸音粗糙，大便略稀，小便短少色黄，体温39.8℃，舌红苔薄黄，脉沉数有力。当地有麻疹流行。

1. 问题

（1）根据病情资料，提出患儿的主诉。

（2）围绕主诉对病情资料进行整理。

（3）本例病人的病情资料是否一致，应如何分析？

2. 辨证分析

（1）患儿的表现虽多，但以高热、神疲嗜睡、呼吸急促为主要表现。结合病儿的病史和体检结果，可提出主诉为"高热，神疲嗜睡，呼吸急促2天"。

（2）围绕主诉对病情资料进行整理：

发病季节：时值春季，风邪当令，当地有麻疹流行。

望诊：面唇略紫，神疲欲睡，目赤畏光，呼吸迫促，鼻流清涕，咽喉红肿，颊黏膜灰白色小斑点，周围绕以红晕。

闻诊：偶有干咳。

问诊：发热，嗜睡，精神疲乏，咳嗽，大便略稀，小便短少色黄。

按诊：四肢厥冷，胸腹灼热烫手。

舌诊：舌红苔薄黄。

脉诊：脉沉数有力。

查体：体温39.8℃，两肺呼吸音粗糙。

（3）资料的准确性核实：本病人为5岁患儿，加之神疲嗜睡，故其病情资料应以望诊、闻诊、按诊及查体为主要依据。病人虽然未出现明显皮疹，但左侧第一臼齿对面的颊黏膜处有数颗针尖大小的灰白色小斑点，周围绕以红晕，且当地有麻疹流行，应考虑本病为感染麻疹病毒，里热炽盛，麻毒欲透的表现。

（4）资料的一致性分析：患儿神疲嗜睡，面唇紫暗，四肢厥冷，便稀，脉沉，似属寒证，但详察脉症，身热烫手，小便短赤，舌红苔黄，脉虽沉但应指有力而数，是属邪热内盛的证候。由于麻毒内盛，阳气郁闭于里而不得达于肢末，故形成身热肢厥的真热假寒证。

案例2

刘某，女，26岁，农民。2005年10月22日就诊。两年前曾患"急性胃肠炎"，治愈后又多次驱蛔，继而出现纳差、头晕，病情渐重。现自诉头晕眼花，耳鸣，心悸，健忘多梦，疲乏思睡，食少无味，脐腹时作隐痛，便溏，小便清长，夜尿多，有时咳嗽，动则气急，月经期推迟，量少色淡，四肢欠温，面色萎黄，舌淡苔白，脉细而弱。

1. 问题

（1）根据以上资料，如何确定病人就诊时的病位？

（2）病人的主诉是什么？围绕主诉应如何整理病人的病情资料？

（3）根据病情资料，如何确定病性？

2. 辨证分析

从上述病案的症状来看，病情复杂，所涉及的脏腑病位较多，包括脾（食少无味，脐腹隐痛，腹胀便溏）、心（心悸，心慌，健忘多梦）、肝（头晕眼花，月经量少，经期推迟）、肺（咳嗽，动则气急）、肾（小便清长，夜尿多），如何通过病因、症状等病情资料进行缜密的综合分析，找出病证的关键所在是十分重要的。

（1）病因分析：病人两年前曾患"急性胃肠炎"，后虽经治愈，但已伤脾气；此后仍未注意顾护胃气,继续多次驱蛔,严重损伤脾气,乃致脾气亏虚。

(2) 病情分析:病人脾气亏虚,气血生化无源,运化失职,进而导致全身的气血两虚,影响其他脏腑功能。

(3) 症状分析:脾气亏虚,则食少无味、脐腹隐痛、腹胀便溏;脾虚生血无源,气血亏虚,故见疲乏思睡、身体消瘦、面色萎黄。气血虚心肝失养,故心悸、心慌、健忘多梦及头晕眼花、月经量少、经期推迟。脾气亏虚,土不生金,肾失充养,导致肺肾气虚,故出现咳嗽、动则气急及小便清长、夜尿多等症状。

因此,脾气亏虚是本例的关键,是"病位"所在,主诉可写为"腹部隐痛,便溏,神疲反复发作两年",而心、肝、肺、肾等脏腑的临床资料可作为"气血两虚"的"病性"的表现。辨证:脾气亏损,气血两虚。治法:健脾和胃,补气益血。方药:参苓白术散合八珍汤。

从本例的病情资料可以看出,脾主运化,供应全身各脏腑的水谷精微,实为人体的"后天之本",一切脏腑功能的活动都须得脾气的充盛,故古人曰:"饮食致病,多在脾胃,易变生它病。"

案例3

陈某,男,45岁。反复口腔溃疡,伴双眼"虹膜睫状体炎"年余,询知病人病前嗜酒,经几家医院确诊为"白塞综合征",曾用激素、维生素,结合中药治疗,疗效欠佳,刻诊:双目胀痛,口苦胁胀,视物不清,口腔黏膜及舌面有多处溃疡、上有白腐,阴囊有散在小溃疡,舌质红,苔黄腻,脉滑数。

辨证分析:

(1) 根据病人反复口腔溃疡、伴双眼虹膜睫状体炎、阴囊有散在小溃疡为主症,结合《金匮要略》所述之"狐惑之为病,状如伤寒,默默欲眠,目不得闭,卧起不安,蚀于喉为惑,蚀于阴为狐,不欲饮食,恶闻食臭,其面乍赤、乍黑、乍白……",可明确诊断为"狐惑病"。

(2) 根据案中所述发病病位主要发生肝经所循行和络属之上。《灵枢·经脉》说:"肝足厥阴之脉……循股阴,入毛中,过阴器,抵少腹……布胁肋,循喉咙之后……连目系……其支者,从目系下颊里,环唇内……"可以根据经络辨证将病位定位在肝。

(3) 根据病人素嗜酒,易致湿热内蕴,因此按病因辨证可考虑湿热之邪循经为患。无表证、虚证表现,按八纲辨证当属里证、实证。

(4) 结合舌质红,苔黄腻,脉滑数均为湿热内蕴之征象,可以明确诊断为湿热内蕴,循肝之经络为患。

(5) 确立证型,辨证结果当为肝经湿热证。

案例4

周某,女,32岁。起病突然,近1个月来,不能入睡,彻夜失眠,每天如此,已连续1个月不能合眼入睡,曾在附近医院服用过多种安眠药物及朱砂、酸枣仁面多剂,毫无效果。就诊时情况:欲哭外貌,两眼含泪,彻夜失眠,根本不能入睡,头晕目眩,心跳心慌,食欲减退,大小便尚调,发病以来常有悲伤欲哭感,月经既往尚调,此次已过期20余天,舌淡润苔薄白,脉沉细无力。

辨证分析:

(1) 根据病人以"彻夜失眠,根本不能入睡"为主症,当诊断为"不寐"。

(2) 根据中医理论,"肝藏魂"、"肝藏血,下注胞宫调节月经",病人失眠并有月经后期,病位当定位在肝。

(3) 根据病人无外感病史及恶寒发热等表证,当定性为内伤杂病,病人为中年女性,既往无虚衰病史,起病突然,可明确为实证,结合月经延迟,既往无月经失调史,当考虑气郁所致,因此可定性为肝气郁滞,属里实证。

(4) 根据欲哭外貌,两眼含泪,发病以来常有悲伤欲哭,脉沉细无力,舌淡苔白,按中医理论肺在志为悲,在声为哭,提示肝病之外,还有肺病,病人病前无肺病体征,喜悲欲哭系发生于失眠之后,因此第四步可明确系肝病及肺(木侮金),导致肺气不足。

(5) 确立证型:肝气郁滞,肺气亏虚证。

案例 5

赵某,男,15 岁。咳嗽已 1 周,痰由白逐渐转黄,今天畏寒明显,高热、咳嗽加重。来诊时症见:发热,出汗,轻微恶风,咳嗽痰黄,胸闷少食,小便短赤,口渴多饮。体查:体温 39.7℃,面红,舌苔薄,脉浮滑数。

辨证分析:

(1) 病程虽已有 1 周,但根据就诊时仍有恶风、发热、脉浮,说明仍有表证存在。但高热、出汗多、口渴多饮、脉滑数,为里热已炽,气分热盛表现,卫气病症同见,因此可以定性为表里同病。

(2) 根据咳嗽,痰由白逐渐转黄等症状,病位当在肺。

(3) 确定证型:卫气同病。

第四节 中医诊断综合技能实训

一、综合技能实训范例

李某,女,30 岁。1974 年 4 月 8 日初诊。因腹胀、右胁疼痛 9 个月,腹部膨隆、小便短少、下肢浮肿 2 个月入院。病人 4 年前患肝炎,经县医院治愈。但稍劳则右胁隐痛,食欲欠佳。去年夏天因过食冷食,腹痛腹泻,日泻 10 余次,为稀水样便,伴恶心呕吐,经当地保健员按"胃肠炎"治疗好转。其后又出现腹胀,每天排便 2 次,便中伴有不消化食物残渣。至今年 2 月,腹胀及右胁疼痛加重,小便短少色白,下肢浮肿,经当地医院检查,发现肝脾大,伴有腹水,中西药治疗月余,腹水消失,唯脾大达 14cm,转经数院,皆欲施脾切除术,病人畏惧,乃四方求治,经人介绍来诊。来诊时诉腹胀难忍,午后尤甚,嗳气矢气,精神不振,不思饮食,小便短少。

体格检查:腹部膨隆,皮色苍黄,青筋微露。双下肢微浮肿。颈胸部有少许散在蜘蛛痣,肝大胁下 6cm,脾大胁下 14cm,精神不振,言语低微,形体消瘦,面色暗黄。舌质淡红体稍胖,苔白腻,脉弦缓。

1. 问题

(1) 围绕现病史进行四诊资料分析。

(2) 依据症状、体征进行辨证分析。

2. 辨证分析

（1）望诊

望神：精神不振，言语低微（少神）。

望色：面色黄、晦暗。

望形体与姿态：形体消瘦（活动自如）。

望局部情况：目白睛黄染；腹部膨隆；皮肤色苍黄，青筋微露，有散在蜘蛛痣。

望舌：舌质淡红体稍胖，舌苔白腻。

（2）问诊

全身：无明显寒热及汗出表现。

腹部：右胁疼痛、腹胀难忍，午后尤甚。

饮食与口味：纳差。

二便：大便溏结不调，小便短少、色白。

（3）闻诊

声音：嗳气矢气。

（4）切诊

脉诊：脉弦缓。

按诊：双下肢微浮肿，肝大胁下 6cm，脾大胁下 14cm。

3. 辨证

（1）八纲辨证

表里：病人无恶寒发热表证以及寒热往来之半表半里证，以肝、脾两脏症状为主，属于里证。

虚实：不思饮食，小便短少，大便溏结不调；伴腹胀，嗳气矢气，肝脾大属虚实夹杂证。

寒热：病人无明显恶寒、畏寒、怕热等症，属寒热平调。

阴阳：病人面色黄色晦暗，属阴黄。

（2）病性辨证

气滞：病人腹胀，见嗳气矢气。

血瘀：肝脾大，可触及有形实质肿块，青筋微露。

水停：下肢微肿。

（3）脏腑辨证

肝郁脾虚：病人见胁肋作痛，腹胀，大便溏结不调为辨证依据。

综合辨证——肝郁脾虚，水停血瘀。

因患慢性肝炎而致右胁隐痛，食欲欠佳；复伤于冷食，脾胃受损，泻下不已，久则脾不运化，湿浊停聚，进一步阻滞气机。土壅滞木郁，肝气不舒，一方面可致血瘀，血瘀又可加重气滞；另一方面克犯脾土，脾愈虚则水湿不运，湿阻气机使气滞更甚，彼此恶性循环，气滞湿阻而发为鼓胀。脾阳日虚，不能化生精气于肾，肾失滋养，气化失常，水液不能施泄致小便不利，至此，气滞、血瘀、水停于腹中而诸症蜂起。

二、分组综合技能实训

1. 分组　选择标准化病人，将 24 名学生分为 3 组，每 8 位学生配置 1 名标准化病人，每组由 1 人完成病情采集，由两人注意观察记录遗漏，其余人员记录。

2. 时间　每组采集病史时间、辨证分析时间各为15分钟。

3. 讨论　每组选派1人进行病例汇报，汇报内容包括病史、症状、体征以及有意义的阴性体征、证候名称以及证候分析。学生进行提问以及谈个人对该病的辨证意见。带教老师作为病案讨论主持人可适当提问。

三、综合技能实训点评

1. 组内点评　组内点评主要是对问诊技巧的点评。问诊技巧包括收集资料的技巧和交流的技巧，要求提问有条理、有系统，围绕主诉展开，交流时态度和蔼可亲，细心询问耐心倾听。不出现暗示性、套问性提问，避免审问式诘问和连续性提问。引证核实资料并有小结。问诊中要避免使用医学术语，言语得体，举止大方，态度和蔼，耐心倾听，尊重病人，能够建立良好的医患关系。

2. 组间点评　每组间主要进行辨证分析方法的点评。包括病位是否准确、证候的寒热虚实、气血津液阴阳等病性是否分辨；病机能否合理解释所有症状体征；病情资料分析时是否牵强附会；证名是否准确。

3. 标准化病人对采集病史者点评　采集病史是否全面，按诊、切诊手法是否准确、手法轻柔，避免暴力或冷手按诊。

4. 带教老师点评　对一些普遍出现的问题，分析出错原因，进行重点讲述，避免同类问题的发生。

四、综合技能实训记录

四诊辨证综合实训记录1

学生病人记录

四诊所见

	一般情况	姓名：	性别：	年龄：
问诊	主诉			
	现病史			
	其他病史			
望诊	全身望诊			
	局部望诊			
	排出物			

续表

舌诊	舌　质	
	舌　苔	
脉诊		
闻诊	听声音	
	嗅气味	
按诊		

辨证结果

辨病位	
辨病性	
辨证结果	
辨证分析	

四诊辨证综合实训记录 2

标准化病人记录

四诊所见

	一般情况	姓名： 　　　性别： 　　　年龄：
问诊	主诉	
	现病史	
	其他病史	
望诊	全身望诊	
	局部望诊	
	排出物	

续表

舌诊	舌 质	
	舌 苔	
脉诊		
闻诊	听声音	
	嗅气味	
按诊		

辨证结果	
辨病位	
辨病性	
辨证结果	
辨证分析	

第五节 典型案例分析

病案1

王某,男,13岁。1992年6月15日就诊。皮肤紫斑时有时无2年,加重2周。2年前皮肤出现紫斑,尤其两侧下肢较多,斑色浅,时有时无,西医诊断为"过敏性紫癜"。口服脱敏药很长一段时间,紫癜消失。近1个月来又在两下肢出现紫癜,尤其近2周明显增多,腹部也出现紫癜而就诊中医。自述近1年来经常气短、乏力、食少、有时活动量大紫癜增多。检查:两侧下肢、腹部皮肤有大量紫斑,有的融合成片;面色萎黄,舌淡,脉细弱。西医各种检查无阳性所见。

问题:

(1) 围绕现病史进行四诊资料分析。

(2) 依据症状、体征进行辨证分析。

病案2

郑某,男,37岁。1977年9月18日就诊。神疲乏力、心悸、气短半年。半年来,心慌、气短、乏力经某医院诊断为"再生障碍性贫血"。经用"肝精"、"维生素B_{12}"、"丙酸睾酮、"泼尼松"、"康力龙(司坦唑醇)"等治疗数月病势有增无减,遂来求治。现症:头昏、心悸、汗出、气短、肢倦、纳呆、经常鼻血。病情逐渐加重,不能坚持正常工作。体查：颜面色白无华，脉细弱。红细胞 $2.4×10^{12}/L$，白细胞 $3×10^9/L$，血红蛋白：$80g/L$，血小板 $60×10^9/L$。经骨穿证实增生减低。

问题：
(1) 围绕现病史进行四诊资料分析。
(2) 依据症状、体征进行辨证分析。

病案 3

徐某，男，45 岁。1992 年 12 月 10 日就诊。消瘦、乏力、稀便半年，加重 2 周。1 年前 1 次饮酒吃凉猪头后即腹泻，虽当时经服药及时治愈，但此后稍进凉食即腹泻，反复迁延久未治愈。半年来出现消瘦、乏力，近 2 周明显加重，食欲明显下降，每顿 100 克左右，经常稀便，恶食油腻，畏寒腹冷，腰酸，下肢浮肿，有时腹痛。体查：面色白而虚浮，形体消瘦，舌淡胖有齿痕，脉细无力。血浆蛋白 $45g/L$，尿常规无异常发现。

问题：
(1) 围绕现病史进行四诊资料分析。
(2) 依据症状、体征进行辨证分析。

病案 4

因反复汗出恶风、流清涕 10 余年，至秋加重来诊。自诉每年 8～10 月多因感寒受凉后出现头、胸、背部汗出不止，汗后胸背发凉，恶风，清涕色白而量多，时有气短，咽中不适，无发热恶寒，面色以眉间色白无华。舌苔服药染为灰苔，脉象浮缓。

问题：
(1) 围绕现病史进行四诊资料分析。
(2) 依据症状、体征进行辨证分析。

病案 5

许某，男，49 岁，驾驶员。2008 年 4 月 16 日收治入院。右胁隐痛 1 年余，时愈时发。查心肺正常；肝脏肋下 1.5cm，轻度压痛；谷氨酸氨基转移酶（ALT）250IU/L。西医诊断为迁延性肝炎。入院后经西药保肝治疗 3 个月余，效果不显著，多次肝功能检查，ALT 持续在 180～200IU/L，要求中药治疗。7 月 3 日中医会诊，形体消瘦，面色灰暗，精神疲软，诉右胁胀痛，有时加重，胃纳差，营养中等，腹中肠鸣，多矢气，大便溏薄，夜寐不安，易醒。舌暗红，苔薄白而腻，脉弦细。

问题：
(1) 围绕现病史进行四诊资料分析。
(2) 依据症状、体征进行辨证分析。

病案 6

某女，32 岁，带教老师。病人屡孕屡堕，经多方医治，大多给于补气益血、滋养肝肾之品，均未获效。形体消瘦，面色少华，精神焦虑，皮肤枯槁，平素月经错后，量少，色暗有块，有时痛经，近 2 个月未来月经。舌暗，脉细；妊娠试验阳性，经妇产科诊为早孕。

问题：
(1) 围绕现病史进行四诊资料分析。
(2) 依据症状、体征进行辨证分析。

病案 7

李某，女，62 岁。2006 年 7 月 15 日入院。病人素有头痛头晕病史，2004 年 3 月发现高血压，曾数次因病情加重不能卧而在门诊注射"去乙酰毛花苷（西地兰）"、"呋塞米（速尿）"等好转。2006年7月1日因劳累后病情复发，在本院门诊治疗数日效差而住入我科。现症：端坐呼吸，不能平卧，时有呕吐，四肢不温，尿少，每天约500mL。查体：血压29.3/15.3kPa，端坐位，面色㿠白无华，呼吸急促，舌质淡紫，有齿印，苔薄少津，脉沉细弦，双下肺细水泡音，心界向左侧扩大，心率98次/min，律齐。肝脾触诊不满意，两下肢中度凹陷性水肿，X线胸透示两肺充血，心脏向左侧扩大，心电图示心肌劳损，左心室高电压。诊断：高血压性心脏病，心力衰竭，心功能Ⅳ级。

问题：

（1）围绕现病史进行四诊资料分析。

（2）依据症状、体征进行辨证分析。

病案8

邹某，男，67岁。2007年5月初诊。因患"高血压"、"脑动脉硬化"，头晕5年余，加重10天。5年前出现头晕，西医检查诊断为"原发性高血压"、"脑动脉硬化"。经中西医治疗疗效不显著。近10天来，头晕较著，甚则短暂昏仆，伴目眩，两耳失聪，心悸，夜寐不安，腰膝酸软，夜尿多，口干不苦，舌暗红，苔薄黄腻，脉弦细。检查：血压160/85mmHg，肝肾功能无异常。

问题：

（1）围绕现病史进行四诊资料分析。

（2）依据症状、体征进行辨证分析。

病案9

张某，男，3岁。2008年5月28日初诊。主诉：发热咳嗽20天。患儿于20天前受凉后出现恶寒发热，咽痒咳嗽，痰白而稀，某医院诊断为支气管肺炎。经抗生素、祛痰镇咳剂治疗后，效果不明显。遂转中医诊治。现症见：低热，咳嗽频剧，喉中痰鸣，痰黄而黏，不易咳出，大便干结，小便可，舌淡尖红，苔黄，脉弦细数。查体：体温37.8℃，双肺呼吸音粗，散在干湿性啰音；X线胸片见双肺纹理增粗；血常规：白细胞$12.1×10^9$/L。

问题：

（1）围绕现病史进行四诊资料分析。

（2）依据症状、体征进行辨证分析。

病案10

某，女，68岁，2007年3月16日初诊。自诉泌尿系感染反复发作20余年，每次均因受寒、劳累诱发，因其在医院工作，初发时每次均用抗生素治疗，渐渐多种抗生素均无效，多处求医效果均不理想。平素尿频、尿急，神疲乏力，小腹坠胀，纳差，头晕耳鸣。查舌质淡胖，边有齿痕，舌苔薄腻，脉沉细。小便常规提示白细胞（＋）。

问题：

（1）围绕现病史进行四诊资料分析。

（2）依据症状、体征进行辨证分析。

第六节 综合技能训练教案示例

课程名称	中医诊断学模拟实训	带教老师姓名		教研室	中医诊断学教研室
教学对象				授课时间	
教学课题	四诊辨证综合运用实训	教学时数	3	教材版本	
教学目的要求	掌握：病情资料的综合处理、临床辨证方法综合运用的操作规范与注意事项 熟悉：临床常用辨证方法的特点及综合运用的技巧 了解：复杂证候的临床辨析					
教学内容提要	1. 病情资料的综合处理、临床辨证方法综合运用 2. 病情资料的采集，四诊的综合运用，四诊资料的综合分析，各种辨证方法的运用 3. 四诊辨证综合技能训练					
重点难点	重点：病情资料的综合处理、临床辨证方法综合运用的操作规范与注意事项 难点：临床常用辨证方法的特点及综合运用的技巧					
教学组织设计	第一部分　多媒体集中示教 1. 综合技能操作的方法与注意事项 （1）病情资料的综合处理方法与注意事项 （2）临床辨证方法综合运用的操作规范与注意事项 2. 典型病案分析　带教老师讲解，围绕现病史进行四诊资料分析，依据症状、体征进行辨证分析 第二部分　分组训练 学生按 10 人为 1 组进行分组，在带教老师的指导下进行以下模拟训练 1. 学生病人训练　每组推选学生病人 1 名，组长 1 名负责问诊，另选 1 人负责记录、1 人负责望诊、1 人负责脉诊、1 人负责舌诊。组长总结四诊材料，大家讨论分析，给出诊断结果，由组长负责在课堂汇报。所以这一堂课分为三个阶段： 第一阶段：病情资料的收集 第二阶段：辨证方法的综合运用 第三阶段：辨证结果及分析 2. 标准化病人训练　学生 10 人为 1 组，每组配置标准化病人 1 名，由 1 人为主完成病情资料采集，有两人注意观察记录遗漏，其余人员记录。每组采集病史时间、辨证分析时间各为 15 分钟。并进行组内点评 第三部分　集中示教 1. 每组分析讨论病情资料后，由组长在课堂上汇报材料：主诉、现病史、其他病史、舌脉、辨证分析及结果 2. 带教老师逐个点评，肯定正确的、指出错误的、提出存在问题。学生现场讨论，现场提问和现场答辩					

续表

复习要点	1. 四诊辨证综合技能的方法、注意事项 2. 病情资料的采集，四诊的综合运用，四诊资料的综合分析，各种辨证方法的运用
参考书目	1. 朱文锋．中医诊断学．上海：上海科学技术出版社 2. 朱文锋，袁肇凯，中医药高级丛书．中医诊断学．第2版．北京：人民卫生出版社 3. 李灿东．新世纪创新教材．中医诊断临床模拟训练．北京：中国中医药出版社
教研室主任意见	教学实施情况小结

附：综合技能训练思考题

1. 常用的辨证方法及其相互联系。
2. 综合技能中望闻问切与各论中望诊、问诊、闻诊、切诊有何不同。
3. 举例解析常用的诊断思维方法。
4. 浅谈中医病情资料采集以及辨证分析的临床思维及两者之间的关系。
5. 结合实例剖析四诊合参。
6. 你认为综合技能训练还需要改进哪些方面。

参考文献

1. 陈锐．中医诊断学实训教学模式实践与启示．长春中医药大学学报，2008，24（3）：354－355
2. 邹小娟，戴红，赵厚睿，等．中医诊断实践教学内容的改革与实施．中国医药导报，2010，7（35）：87－89
3. 段新芬，刘小伟，曲宏达，等．标准化病人在中医诊断学问诊中的应用与反思．现代中西医结合杂志，2010，19（29）：3821－3823
4. 徐征，吴承玉，骆文斌，等．中医诊断学远程实训建设探索．中国中医药现代远程教育，2010，8（6）：97－98
5. 王常松，俞洁，闵莉．团队式和师生角色融合式教学法在中医诊断学教学中的实施策略．光明中医，2011，26（1）：181－184
6. 王沛．大学课堂教学组织行为与教学模式．长春中医药大学学报，2007，23（5）：116－117
7. 吴曙琳，欧峰松．建立中医四诊多媒体教学体征库设想．内蒙古中医药，2010，（12）：127－128
8. 贾微，温海成．浅谈中医诊法教学改革．广西中医学院学报，2010；13（2）：114－115
9. 熊丽辉．中医诊断学三环节教学法初探．长春中医药大学学报，2007，23（6）：117－118
10. 龚一萍．基于技能培养的中医诊断学形成性评价研究．中医教育，2010，29（3）：18－20
11. 袁肇凯，陆小左，郑小伟，等．中医诊断实验方法学．北京：科学出版社，2007
12. 李灿东．中医诊断临床模拟训练．北京：中国中医药出版社，2009
13. 陆小左，袁肇凯，严惠芳，等．中医临床实训．北京：中国中医药出版社，2010
14. 周小青，胡志希，袁肇凯．中医诊断学临床技能实训模式的构建与探索．中华全国中医药学会中医诊断学分会学术论文集，2010．62－66
15. 周小青．中医诊断理论与实践研究的科学方法思考．2008年全国中医诊断学教学研讨会论文集，2008．36－40
16. 周小青．中医心病气血辨证临床计量诊断研究．中医诊断杂志．2006，10（3）：6－9
17. 胡志希，袁肇凯，顾星，等．基于光电血流容积中医色诊脉诊的研究与对策．中西医结合心脑血管病杂志，2006，4（9）：782－785
18. 胡志希，袁肇凯，顾星，等．计算机在中医诊断实验教学中的应用．中国中医药信息杂志，2005，12（1）：105－106
19. Huzhixi, ZhengJinghui, et al. The study of photoelectric facial blood flow volume Characteristic of heart blood stasis syndrome in premature coronary heart disease and the relations between it and TXB_2、$6-K-PGF1\alpha$. 2010 IEEE International Conference on Bioinformatics & Biomedicine, hk/BIBM2010：686－689
20. 胡志希，袁肇凯，顾星，等．现代中医诊断实验教学研究之探讨．中华中西医结合杂志，2004，4（10）：4－6
21. 胡志希，袁肇凯．中医诊断实验方法研究之我见．中国中医药杂志，2003．1（2）：95－96
22. 朱文锋．中医诊断学．上海：上海科学技术出版社
23. 朱文锋，袁肇凯．中医药高级丛书·中医诊断学．第2版．北京：人民卫生出版社

图书在版编目（CIP）数据

中医诊断临床技能实训 / 胡志希，刘燕平主编.
— 长沙：湖南科学技术出版社，2011.9（2025.2重印）
ISBN 978-7-5357-6852-0

Ⅰ．①中⋯ Ⅱ．①胡⋯ ②刘⋯Ⅲ．①中医诊断学—中医学院—教材 Ⅳ．①R241

中国版本图书馆CIP数据核字(2011)第177410号

ZHONGYI ZHENDUAN LINCHUANG JINENG SHIXUN

中医诊断临床技能实训

主　　编：胡志希　刘燕平
出 版 人：潘晓山
责任编辑：梅志洁
出版发行：湖南科学技术出版社
社　　址：长沙市芙蓉中路二段416号泊富国际金融中心
　　　　　http://www.hnstp.com
印　　刷：湖南省汇昌印务有限公司
　　　　　（印装质量问题请直接与本厂联系）
厂　　址：长沙市望城区丁字湾街道兴城社区
邮　　编：410299
版　　次：2011年9月第1版
印　　次：2025年2月第13次印刷
开　　本：787mm×1092mm　1/16
印　　张：9.25
字　　数：215千字
书　　号：ISBN 978-7-5357-6852-0
定　　价：18.00元

（版权所有·翻印必究）